DES

KYSTES HYDATIQUES DU CUL-DE-SAC DE DOUGLAS

CHEZ LA FEMME

PAR

Le Dr Albert DERMIGNY

PARIS

G. STEINHEIL, ÉDITEUR

2, RUE CASIMIR-DELAVIGNE, 2

1894

DES

KYSTES HYDATIQUES DU CUL-DE-SAC DE DOUGLAS

CHEZ LA FEMME

IMPRIMERIE LEMALE ET Cie, HAVRE

DES

KYSTES HYDATIQUES DU CUL-DE-SAC DE DOUGLAS

CHEZ LA FEMME

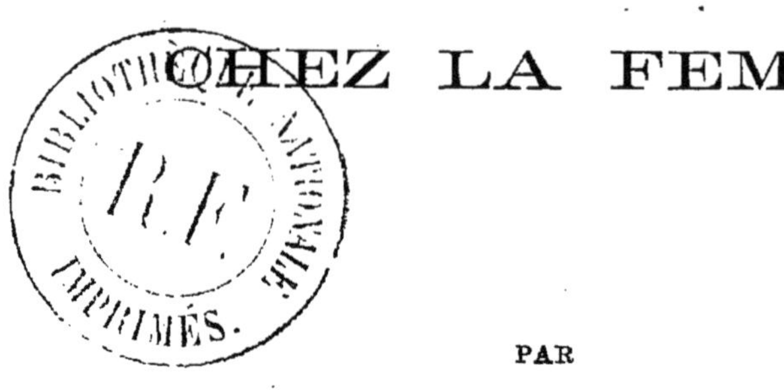

PAR

Le Dr Albert DERMIGNY

PARIS

G. STEINHEIL, ÉDITEUR

2, RUE CASIMIR-DELAVIGNE, 2

1894

A MON PÈRE

A MA MÈRE

A MA FEMME

A MA FILLE

A MA FAMILLE

DES

KYSTES HYDATIQUES DU CUL-DE-SAC DE DOUGLAS

CHEZ LA FEMME

INTRODUCTION

Ayant eu l'occasion d'observer, pendant quelques jours, dans le service de M. Schwartz, chirurgien de l'hôpital Cochin, un beau cas de kyste hydatique du cul-de-sac de Douglas chez une jeune fille de 18 ans, nous avons songé, à l'instigation de notre excellent maître, à réunir les observations analogues et à faire des tumeurs à échinocoques du cul-de sac utéro-rectal l'objet de notre thèse inaugurale. Ces néoplasmes n'ont pas, à notre connaissance du moins, été jusqu'à présent l'objet d'un travail spécial et leur histoire est englobée dans celle des tumeurs parasitaires du petit bassin, envisagées à la fois chez l'homme et chez la femme. Une semblable manière de procéder a de sérieux inconvénients, en essayant de grouper des faits disparates; et c'est ainsi que, dans une thèse (1) soutenue l'an dernier devant la Faculté de médecine de Bordeaux, on trouve décrits, les uns à côté des

(1) De Lavigne Sainte-Suzanne. *Études des kystes hydatiques du bassin.* Thèse de Bordeaux, 1893-1894, n° 12.

autres, les kystes hydatiques de la prostate, de la vessie, des ovaires, de l'utérus, du vagin, des ligaments larges, etc., et enfin des os iliaques.

Nous croyons qu'il y a grand avantage à étudier séparément les kystes nés dans ces différents organes ou occupant à leur début des sièges divers. Une semblable analyse a son utilité en clinique; et c'est ce but que nous nous sommes proposé, en essayant de décrire les kystes hydatiques du cul-de-sac de Douglas chez la femme. Chemin faisant, nous nous sommes rapidement aperçu que ces tumeurs, peut-être moins rares qu'on ne l'admet, ont été à peine étudiées jusqu'à nos jours, et qu'il reste beaucoup à faire pour achever leur histoire. Nous nous estimerons trop heureux, si ce modeste travail peut ouvrir la voie à des études plus complètes, basées sur des connaissances anatomiques plus approfondies et sur des faits cliniques plus minutieusement observés.

Le plan que nous avons dû adopter se trouvait tout tracé. Après quelques mots d'historique et d'étiologie, nous exposons les notions, actuellement acquises, d'anatomie pathologique. Dans ce chapitre, nous nous attachons surtout à étudier le siège occupé primitivement par les kystes du cul-de-sac de Douglas et à rechercher comment les hydatides arrivent à élire domicile dans cette région. Les symptômes, l'évolution et les complications de l'affection feront l'objet d'autant de paragraphes spéciaux. Nous terminerons par quelques mots sur le diagnostic, toujours difficile, et sur le traitement, parfois délicat, des tumeurs parasitaires du cul-de-sac de Douglas. Nous négligerons à dessein le côté obstétrical de la question

Avant d'entrer en matière, il nous reste un devoir bien doux à remplir, celui d'exprimer notre sincère reconnaissance aux maîtres et aux amis qui nous ont aidé de leurs conseils. Nous remercions ici, en particulier, M. le professeur Brouardel et M. le Dr Schwartz de l'intérêt constant et de l'ineffable bienveillance qu'ils n'ont cessé de nous témoigner. MM. Demelin et Rieffel se sont mis en maintes circonstances à notre disposition avec une complaisance, dont nous leur garderons un reconnaissant souvenir.

Nous prions enfin M. le professeur Le Dentu d'agréer l'expression de notre vive gratitude pour l'honneur qu'il nous fait en acceptant aujourd'hui la présidence de cette thèse.

CHAPITRE PREMIER

Notions anatomiques. Définition.

On désigne, chez la femme, sous le nom de cul-de-sac de Douglas, l'arrière-fond de l'invagination que forme le péritoine en s'insinuant entre le rectum et l'utérus. On sait que la séreuse pelvienne descend sur la matrice plus bas en arrière qu'en avant, et que le péritoine, après avoir tapissé toute la face postérieure de l'utérus, continue pendant un certain temps à s'abaisser pour revêtir la paroi vaginale postérieure sur une étendue de 12 à 15 millim. C'est là un détail utile à retenir pour notre étude. Du col utérin se détachent, pour s'insérer au rectum et surtout au sacrum, les puissants faisceaux fibro-musculaires dits ligaments utéro-sacrés. En tapissant la face centrale de ceux-ci, la séreuse constitue un pli falciforme (pli de Douglas), qui a pour effet de subdiviser la poche séreuse en deux compartiments. L'un de ces compartiments, ou cul-de-sac recto-utérin proprement dit, est vaste, recevant une partie du côlon pelvien et quelquefois des anses d'intestin grêle. L'autre, très réduit dans ses dimensions, s'étendant des ligaments utéro-sacrés à la paroi postéro-supérieure du vagin, est généralement vide à l'état normal. C'est le cul-de-sac de Douglas.

Dans quelques cas rares, étudiés par Ebner (1), la partie la plus déclive de ce cul-de-sac péritonéal est insinuée congénitalement entre les fibres du releveur anal, et il y a là une véritable amorce pour la formation des hernies périnéales. Mais, le plus souvent, il n'en est pas ainsi. Le fond du diverticule séreux est séparé de l'aponévrose pelvienne et du muscle releveur par une couche cellulo-graisseuse assez développée, sur laquelle il y a lieu d'insister puisque, ainsi que nous l'établirons plus loin, l'immense majorité des kystes hydatiques du cul-de-sac de Douglas siègent primitivement dans le tissu cellulaire sous-péritonéal.

La disposition du tissu conjonctif du petit bassin, mêlé çà et là à des éléments musculaires (2), a, depuis Bichat, fixé l'attention de beaucoup d'observateurs. König (3) Schlesinger (4) l'ont particulièrement étudié au point de vue de la marche et de la diffusion des épanchements sanguins et des exsudats inflammatoires. Il faut savoir que le tissu cellulaire n'offre pas dans tous les points de la cavité pelvienne une répartition uniforme et une texture identique. Au niveau du Douglas, il est assez abondant, lâche, lamelleux, riche en vaisseaux, formant une véritable masse conjonctive qui s'étend du cul-de-sac à l'aponévrose périnéale profonde d'une part, du rectum au col utérin et à l'ampoule vaginale d'autre part. Par suite de

(1) Des hernies périnéales. *Deutsche Zeitsch. f. Chir.*, 1889.

(2) Thévenot. *Gazette hebdomad.*, 1882, p. 70.

(3) Konig. Die perimetrischen Exsudate im Becken der Wöchnerinnen *Arch. d. Heilkunde*, 1862, III.

(4) Schlesinger. *Anatomische und Klinische Studien ueber extraperitoneale Exsudationen im weiblichen Becken*, Vienne, 1879.

cette disposition, le cul-de-sac séreux adhère peu aux parties ambiantes ; il peut aisément être décollé avec le doigt ou soulevé par une production pathologique. Ce tissu se continue avec celui du reste de l'excavation pelvienne. En bas, on le voit s'insinuer dans la cloison recto-vaginale. En haut, il va constituer la couche celluleuse sous-séreuse du corps utérin et du rectum, présentant sur ces deux organes une texture différente. Sur la dernière portion du tube digestif, il est lâche, un peu graisseux, et se continue sans interruption avec celui du mésorectum et du mésocôlon iliaque, permettant un facile décollement de la tunique péritonéale du rectum. Sur le corps de l'utérus, il se réduit à une couche très mince, dont la texture dense fait adhérer intimement la séreuse et le muscle sous-jacent.

Sur les côtés, le tissu cellulaire, doublant les culs-de-sac latéraux du vagin, se continue avec celui des ligaments larges et, par leur intermédiaire, communique directement avec le tissu sous-péritonéal de la fosse iliaque en franchissant la ligne du détroit supérieur, avec la couche graisseuse profonde de la fesse par la grande échancrure sciatique.

La face antérieure du col utérin est également recouverte par une couche celluleuse, mais qui perd ici les caractères qu'elle affecte dans presque tout le reste de l'excavation pelvienne. En effet, la trame s'épaissit, le tissu lamineux paraît transformé en un tissu fibreux qui rattache la paroi vaginale supérieure au cul-de-sac vésico-utérin. Mais, sur les côtés de la ligne médiane, l'élément conjonctif reprend ses caractères habituels et se continue sans interruption avec le tissu péri-vésical et avec la couche celluleuse sous-péritonéale de la paroi abdominale antérieure.

Ces données étaient importantes à connaître. Elles nous donnent la clef d'un certain nombre de phénomènes morbides. Elles nous expliquent par exemple comment un kyste du cul-de-sac de Douglas peut s'insinuer dans la cloison recto-vaginale, simulant un kyste du vagin, pourquoi il a peu de tendance à franchir le diaphragme uro génital. Elles nous permettent de comprendre pourquoi une semblable tumeur, lorsqu'elle cherche à dépasser le détroit supérieur, décolle aisément le péritoine du rectum et contracte avec ce conduit des adhérences intimes ; pourquoi, au contraire, elle aura peu de tendance à remonter directement en arrière de l'utérus et se développera de préférence sur les côtés de la ligne médiane, en soulevant un des feuillets postérieurs des ligaments larges. Enfin, nous concevons la propagation facile des kystes hydatiques du Douglas vers la face latérale du pelvis, leur apparition possible à la fesse, à l'aine, dans la fosse iliaque ; ces tumeurs peuvent ainsi masquer leur point d'origine et en imposer pour un néoplasme inséré sur la ceinture osseuse du bassin.

Nous n'insisterons pas davantage sur ces faits, mais nous devions dès l'abord mettre en évidence l'importance du tissu cellulaire sous-péritonéal, du petit bassin, puisqu'il est le siège d'élection des hydatides.

Aussi le terme de kystes hydatiques du cul-de-sac de Douglas n'est-il pas très exact, anatomiquement parlant ; il faudrait dire, puisqu'ils sont placés au-dessous de lui : kystes hydatiques « sous-douglasiens ». Néanmoins l'expression, adoptée par tous les auteurs, mérite d'être conservée. Elle est non seulement commode, mais aussi suffisamment précise au point de vue clinique, puisque les tumeurs siégeant primitivement au-dessous du cul-de-sac de Douglas (ainsi les kystes) ne se différencient en rien des néoplasmes ou des épanchements qui occupent primitivement la cavité du diverticule séreux (ainsi les hématocèles rétro-utérines, etc.).

CHAPITRE II

Historique.

Si l'on vient à parcourir les ouvrages les plus récents et les plus justement estimés qui traitent des affections des organes génitaux de la femme, on s'aperçoit de suite que les kystes hydatiques du cul-de-sac de Douglas constituent une affection peu connue. M. Walther (1) écrit qu'on peut, chez la femme, les rencontrer surtout entre la vessie et l'utérus, mais la page dans laquelle il esquisse l'histoire des tumeurs parasitaires du petit bassin concerne exclusivement les kystes rétro-vésicaux de l'homme, et M. Walther ne fait guère que reproduire les conclusions du mémoire de M. Tuffier (2).

M. Pozzi (3) leur consacre quatre lignes seulement, Bandl (4) une page, et ces deux maîtres ne connaissent les kystes rétro-utérins que par la communication de Freund. M. Segond (5) en dit deux mots à propos de tumeurs des ligaments larges. Les quelques faits de kystes hydatiques suppurés rapportés par M. Delbet (6)

(1) WALTHER. *Traité de chirurgie*, art. Bassin, t. VII, p. 445.

(2) TUFFIER. De l'incision sus-pubienne appliquée au traitement des kystes hydatiques de la région rétro-vésicale. *Congr. franç. de chir.*, 1891, p. 569.

(3) POZZI. *Traité de Gynécologie*, 2e édit., p. 813.

(4) BANDL. Krankheiten der Ovarien, Tüben, etc. *Deutsche Chirurgie*, fasc. 59.

(5) SEGOND. *Traité de chirurgie*, art Annexes de l'utérus, t. VII, p. 59.

(6) DELBET. *Traité des suppurations pelviennes*, p. 512.

dans ses pièces justificatives ont trait surtout à des tumeurs latéro-utérines.

Ce n'est pas à dire que les kystes du cul-de-sac de Douglas n'aient été vus par différents observateurs, principalement dans la première moitié du XIXe siècle. Nous ne voulons pas, dans ce court aperçu historique, faire une fastidieuse énumération de noms que nous aurons du reste l'occasion de citer dans le cours de ce travail. Nous nous bornons à indiquer les grandes lignes de la question.

Ce sont les accoucheurs, Park (1), Puchelt (2) qui eurent tout d'abord l'occasion de les signaler, et cela se conçoit, puisque ces tumeurs sont une fréquente cause de dystocie. Des observations isolées sont successivement publiées par Basset (3), Barré (4), Roux (5), Chemnitz (6), Obre (7), Leudet (8), Blot (9), etc. ; mais elles sont bien incomplètes et ne peuvent guère être utilisées. Il faut arriver au travail de Charcot pour rencontrer des notions précises, surtout au point de vue anatomique, et l'un des faits qu'il publie dans son mémoire restera toujours un document des plus importants à consulter. Mais le mémoire de Charcot, ainsi que la thèse de Neyret et l'article de Davaine, traitent tous simultanément des kystes

(1) PARK. *Medico-Chir. Transactions*. London, 1817.

(2) PUCHELT. *Commentatio de tumoribus in pelvi partum impedientibus*, 1840 p. 213.

(3) BASSET. *Bull. Soc. anatomique*, 1818.

(4) BARRÉ. *Bull. Soc. anatomique*, 1828, p. 91.

(5) ROUX. Tumeur hydatique formée dans le petit bassin et guérie par l'opération, 1828. *Clinique des hôpitaux*, II, p. 46.

(6) CHEMNITZ. *De hydat. echinoc. hominis*. Thèse de Halle, 1834.

(7) OBRE. *Transaction of the pathological Society*. London, 1854, p. 302.

(8) LEUDET. *Soc. biolog*. Compte rendus, 1856, III, p. 59.

(9) BLOT. *Soc. biolog*. Compte rendus, avril 1859.

du petit bassin chez la femme et chez l'homme. Schatz et Villard (de Guéret), en 1878, rompent avec cette tradition, le premier dans un ouvrage (1) que nous n'avons malheureusement pas pu nous procurer, le second dans une communication adressée à la Société clinique de Paris et intitulée : « Considérations cliniques sur les kystes hydatiques du petit bassin chez la femme. » En 1884, paraît, dans la *Gazette hebdomadaire*, un remarquable article de Porak sur ces tumeurs, étudiées comme cause de dystocie.

Mais le mémoire capital, celui que citent et mettent à contribution tous les auteurs modernes, est dû à Freund. Ce mémoire est le développement d'une communication faite par Freund, en son nom et au nom de Chadwick, au Congrès des naturalistes allemands tenu à Baden-Baden en 1879. Dans cette étude, dont nous aurons souvent l'occasion de parler, l'auteur donne d'ingénieux aperçus sur les aptitudes pathologiques du tissu cellulaire pelvien ; d'après un ensemble de dix-huit cas, il envisage au point de vue de leur siège, de leur diagnostic et de leur traitement, les tumeurs à échinocoques du bassin.

Depuis ce travail, nous n'avons guère à citer que quelques observations éparses (Zweifel, Olshausen, Martini), la thèse de Meier Sonntag, qui renferme un beau cas, recueilli à la clinique de Kaltenbach, mais ne fait que reproduire les conclusions de Freund.

L'an dernier, dans une thèse déjà citée, M. de Lavigne

(1) SCHATZ. *Die Echinococcen der Genitalien und des kleinen Beckens beim Weibe*. Stuttgart, 1885. (L'ouvrage de Schatz ne date, il est vrai, que de 1885, mais ses premières communications remontent à l'année 1875.)

Sainte-Suzanne expose l'histoire des kystes hydatiques du petit bassin, chez l'homme et chez la femme. Cette dissertation contient un riche index bibliographique ; mais, en la parcourant, on s'aperçoit vite que l'auteur n'a pas pris la peine de lire les travaux qu'il cite et qu'il a extrait bon nombre d'observations du mémoire de M. Porak. Enfin, les faits les plus récents et les plus complets sont totalement oubliés ; nous faisons surtout allusion au travail de Villard (de Guéret), aux observations de Freund, de Schrœder, de Meier Sonntag.

Tous les auteurs qui précèdent exposent dans leur ensemble les tumeurs à échinocoques de la cavité pelvienne, quel que soit leur point de départ ; nous avons déjà dit que nous nous proposons surtout d'étudier celles qui occupent le cul-de-sac de Douglas, celles dont la localisation en ce point entraîne une symptomatologie et une thérapeutique un peu particulières.

CHAPITRE III

Étiologie. Fréquence.

Nous avons bien peu de chose à dire à cet égard, en tenant compte seulement des kystes que nous appellerons primitifs. L'âge des malades paraît être indifférent; cela ressort des faits que nous rapportons plus loin. C'est surtout, on le sait (Neisser) (1), de 20 à 40 ans qu'on rencontre les kystes hydatiques; ceux du cul-de-sac de Douglas ne font pas exception à cette règle. La plus âgée des femmes dont nous rapportons l'histoire avait 57 ans; les plus jeunes avaient 17 et 18 ans. Dans les six autres cas, il s'agit de malades âgées de 22 (deux cas), 27, 28, 32 et 38 ans. Cinq d'entre elles sont des multipares, deux des primipares, et deux autres des nullipares. L'influence des accouchements répétés ne saurait donc être incriminée; il en est de même des irrégularités menstruelles. Il est superflu de s'attarder à discuter le rôle possible de certaines causes occasionnelles, du traumatisme en particulier. Mieux vaut avouer notre ignorance.

Tout ce que nous pouvons dire, c'est que nous ne savons absolument rien des causes capables de prédisposer à l'apparition des kystes du cul-de-sac de Douglas,

(1) Neisser. *Die Echinococcenkrankheit*. Stuttgard, 1877.

que ceux-ci s'observent aussi bien chez les filles que chez les femmes mariées, qu'ils se rencontrent chez les femmes qui n'ont jamais accouché comme chez celles qui ont eu un ou plusieurs enfants, enfin, qu'ils ont des relations tout hypothétiques avec les affections utérines et ovariques, antérieures ou actuelles.

Dans ce paragraphe étiologique, nous devrions, à présent, nous demander comment les embryons du tænia echinococcus pénètrent au sein du tissu cellulaire du cul-de-sac de Douglas; mais ce point fort intéressant sera mieux compris quand nous aurons discuté la localisation initiale de l'affection kystique (voir page 32).

Mais il est un détail qui mérite d'être précisé sans retard, c'est celui de la *fréquence* relative des kystes du cul-de-sac de Douglas chez la femme. En éliminant les quelques cas de tumeurs hydatiques de l'utérus, de la vessie et des os iliaques, les faits, rassemblés par Freund, par Meier Sonntag, et analysés (1) par nous, peuvent être nettement divisés en deux catégories : la première comprend les cas dans lesquels l'hydatide se fixe secondairement dans le bassin, coexistant avec un kyste à échinocoques ou à acéphalocystes d'une autre région ou d'un autre organe; la seconde, ceux dans lesquels la tumeur parasitaire se localise primitivement dans l'excavation pelvienne.

Dans la première classe, nous trouvons 23 cas de kystes du petit bassin, coexistant le plus souvent avec

(1) Nous ne tenons compte, dans les chiffres suivants, que des kystes hydatiques nés aux dépens du tissu cellulaire ou du péritoine pelvien (?) et non de ceux qui ont pour point de départ l'un quelconque des organes du petit bassin.

des tumeurs semblables du foie, de l'épiploon, plus rarement de la paroi abdominale, du rein, du mésentère, de l'intestin, plus rarement encore du diaphragme, du poumon et du cœur.

Sur ces 23 cas, la tumeur pelvienne occupait :

L'un des ligaments larges et la paroi latérale du bassin.	6 fois
La région rétro-vésicale	2 —
L'excavation pelvienne tout entière	3 —
A la fois le cul-de-sac de Douglas et l'un des ligaments larges	3 —
Le cul-de-sac de Douglas seul (1)	9 —

Dans la seconde classe, se rangent 26 cas de tumeurs primitives du petit bassin et se subdivisant ainsi, quant à leur siège :

Le kyste occupait :

Le mésocôlon iliaque et le mésorectum	3 fois
La région latéro-utérine (ligament large)	7 —
L'excavation pelvienne tout entière	1 —
La région rétro-vésicale	1 —
Le cul-de-sac de Douglas et l'un des ligaments larges	2 —
Le cul-de-sac de Douglas seul	12 —

Nous ne prétendons attacher à ces chiffres aucune valeur spéciale, néanmoins ils permettent de nous rendre un compte suffisant de la fréquence relative des kystes des parties molles du petit bassin chez la femme et de leur siège d'élection. Nous avons pu, sans pousser bien loin nos recherches, en rassembler quarante-neuf cas, ce qui est un chiffre respectable et montre que ces tumeurs

(1) A ce mot doit être attribué ici une simple signification topographique.

ne sont pas rares. Charcot l'avait déjà affirmé et écrivait, dès 1852, qu'ils viennent, comme fréquence, après ceux du foie, du cerveau et du poumon. Davaine, Neisser sont du même avis; il en est de même de M. Lavigne Sainte-Suzanne; mais il est bon de remarquer, une fois encore, que ces auteurs englobent dans leur statistique les kystes observés dans les deux sexes.

Quoi qu'il en soit, il reste établi que, chez la femme, c'est dans le Douglas que se localisent la plupart des tumeurs hydatiques. Sur un total de 49 cas, il est seul envahi 21 fois, c'est-à-dire 43 fois pour 100 environ, sans compter les cas dans lesquels il est pris en même temps qu'un des ligaments larges. Ce siège d'élection a frappé la plupart des gynécologistes. Winckel (1) écrit : « Les échinocoques peuvent se développer dans les points les plus divers du petit bassin, mais surtout sous le péritoine de l'espace de Douglas. » Schatz insiste sur la même particularité. Davaine aussi la connaît; mais, comme nous le verrons plus loin, il l'interprète d'une façon erronée.

(1) WINCKEL. *Lehrbuch der Geburtshülfe.*

CHAPITRE IV

Anatomie pathologique.

Ainsi qu'on vient de le voir, il y a lieu de distinguer deux grandes classes de kystes hydatiques du cul-de-sac de Douglas. Les uns occupent primitivement et exclusivement la région de ce diverticule péritonéal ; ce sont eux que concernent les observations rapportées plus loin. Ce sont les seuls intéressants au point de vue clinique. Nous pourrions les appeler kystes primitifs. Dans d'autres circonstances, les tumeurs à échinocoques se rencontrent non seulement dans le petit bassin, mais encore dans le foie, l'épiploon, le mésentère, etc. ; il s'agit à proprement parler de kystes multiples de la cavité abdomino-pelvienne. Le néoplasme du bassin n'a, dans ce cas, qu'un intérêt clinique bien médiocre ; le plus souvent, c'est la tumeur hépatique ou épiploïque qui attire l'attention du médecin. C'est seulement au point de vue anatomo-pathologique que le kyste intra-pelvien offre alors quelques particularités dignes d'être notées. Ces particularités sont relatives surtout à leur siège et à leur pathogénie. C'est à ce titre que nous désirons en dire quelques mots. Mais il est bien entendu que les kystes primitifs sont exclusivement visés dans les paragraphes relatifs à la symptomatologie et au traitement.

I. — Kystes hydatiques du cul-de-sac de Douglas coexistant avec des tumeurs analogues du foie, de l'épiploon, etc.

Parmi les quelques exemples de kystes de cette catégorie que nous avons pu recueillir, nous ne voulons rapporter ici en peu de mots que les plus complets et les mieux observés (1) :

1° Geissel. *Deutsche Med. Wochensch.*, 1877, n° 43. — Femme de 46 ans. Règles douloureuses depuis quatorze ans. Se plaint depuis dix ans d'augmentation de volume du ventre, qui a diminué passagèrement à la suite de l'expulsion par l'anus de liquide abondant et de petites vésicules. Émaciation, dyspnée; constipation. Col utérin élevé ; en arrière de lui, dans l'excavation utéro-rectale, grosse tumeur fluctuante qui est diagnostiquée : kyste multiloculaire de l'ovaire. Laparotomie. Extirpation de vingt-sept poches hydatiques, dont quelques-unes sont suppurées. Mort cinq heures plus tard. A l'autopsie, on trouve l'épiploon, l'intestin, le péritoine remplis de tumeurs hydatiques.

2° Rohde. *Arch. der Heilkunde,* 1876, p. 59. — Femme de 35 ans. Règles supprimées depuis dix-huit mois. Météorisme et douleurs abdominales, œdème des deux membres inférieurs. Vomissements. Toux. Dyspnée. Dilatation des veines sous-cutanées du ventre ; élimination de membranes hydatiques par la bouche et l'anus. Quatre ponctions successives évacuent une quantité considérable de liquide. A l'autopsie : tumeurs à échinocoques dans le foie, la rate, le cœur, le poumon, la paroi abdominale antérieure et dans le péritoine du Douglas.

(1) Voir des faits analogues in Albert : *Kystes hydatiques multiples de la cavité péritonéale.* Th. de Paris, 1887.

3° RINGS. Dissert. inaug. Bonn, 1880. — Femme de 48 ans. Règles supprimées depuis quatorze mois. Se plaint de dysurie, de douleurs et d'œdème dans les membres inférieurs. On constate des tumeurs multiples, en particulier dans le foie, dans la cloison recto-vaginale et le cul-de-sac de Douglas. On diagnostique un kyste de l'ovaire. Laparotomie. Ponction d'un grand kyste. Extirpation d'un petit kyste de la trompe gauche. Ponction par le vagin. Huit jours plus tard sortent par la plaie vaginale agrandie de nombreuses vésicules et du pus. A la suite d'une injection phéniquée dans la poche, la malade est prise d'aphasie et d'hémiplégie droite. Elle meurt dans le collapsus. A l'autopsie : embolie de la sylvienne. Hydatides nombreuses dans l'épiploon, le foie, dans le péritoine. Hypertrophie considérable des parois vésicales.

4° GOETZ. Dissert. inaug. Strasbourg, 1881. — Jeune fille de 12 ans. Porte depuis son enfance une grosseur dans l'abdomen. Depuis un an, vomissements, diarrhée. Après une amélioration passagère, nouvel accroissement de la tumeur et accidents dyspnéiques. La palpation du ventre y fait reconnaître plusieurs petites tumeurs. Depuis trois mois, pyélo-néphrite. Frémissement hydatique dans ces tumeurs qui s'insinuent profondément entre le rectum et l'utérus. Après plusieurs ponctions, on entreprend une laparotomie. L'enfant meurt deux jours après. A l'autopsie : Foie et cavité abdominale tout entière farcis de vésicules. Coudure des deux uretères. Oblitération de la veine cave inférieure.

5° DOHRN. *Centralbl: f. Gynækol.*, 1886, n° 8, p. 115. — Femme de 26 ans; mère de deux enfants. Depuis cinq mois, souffre d'une tumeur hypogastrique. On constate dans l'abdomen une grosse masse, formée de plusieurs tumeurs, dont la supérieure seule semble fluctuante. Une autre grosseur dans le cul-de-sac de Douglas repousse l'utérus en avant. Diagnostic : fibromes sous-péritonéaux pédiculés de l'utérus. Laparotomie.

Ablation de onze kystes hydatiques de l'épiploon, d'un kyste tubaire (séreux) et de la tumeur parasitaire rétro-utérine. Guérison.

6° Freund. *Gynäkol. Klinik*, 1885, p. 308. — Femme de 22 ans, multipare; mal réglée. Depuis trois ans, le ventre a grossi, surtout dans sa portion sus-ombilicale; dyspnée et dysurie. Dans le bassin, on sent par le vagin une masse qui applique étroitement la matrice contre la symphyse pubienne. On reconnaît par la ponction vaginale qu'il s'agit de tumeurs hydatiques. Ponctions multiples abdominales et vaginales, pour diminuer la dyspnée. Mort par asphyxie au bout d'un an et demi. A l'autopsie, nombreux kystes hydatiques dans le foie, la rate, le grand épiploon, les mésocôlons et le tissu cellulaire pelvien.

Nous pourrions multiplier les observations analogues, mais sans fruit, car la plupart se ressemblent. Rappelons seulement, pour être complet, que tout récemment les kystes hydatiques multiples ont fait l'objet d'une courte discussion à la Société de chirurgie (séance du 23 mai 1894) à propos d'un fait rapporté par M. Monod. MM. les professeurs Verneuil et Le Dentu, MM. Bouilly, Schwartz, Michaux et Lucas-Championnière en on également cité quelques exemples.

De tous ces faits, il résulte que c'est rarement le kyste pelvien qui, pour son compte personnel, réclame une intervention ; plus souvent, les malades se plaignent, avant tout, de la présence d'une tumeur abdominale. Il est difficile, dans des cas semblables, de savoir si des kystes ainsi disséminés sont contemporains ou s'ils se sont succédé. D'après l'extrême fréquence des tumeurs hydatiques du foie (et aussi de l'épiploon), il est permis de supposer que, dans la grande majorité des cas, c'est secondairement que l'échinocoque se fixe dans le cul-de-sac de Douglas. C'est ainsi que la malade de M. Monod, guérie de son kyste du foie, revint trouver ce chirurgien « pour se faire enlever les tumeurs multiples que l'on sentait très facilement par la palpation abdominale et qui paraissent être des kystes hydatiques du grand épiploon. Je fis, dit M. Monod, une laparotomie et j'enlevai une grappe énorme de kystes hydatiques suspendus à l'épiploon ; j'enlevai également un kyste situé dans le petit bassin et j'en laissai un autre, qui était absolument fixé dans le cul-de-sac de Douglas, et que je me réserve de ponctionner et de drainer par le vagin (1) ». M. Bouilly a, lui aussi, en 1886, extirpé de nombreux kystes groupés en séries dans le grand épiploon et des poches libres dans le petit bassin, dont l'une était située dans le Douglas ; dans ce cas, il existait aussi un kyste de la rate et un autre du poumon.

Dans tous les exemples que nous venons de rapporter succinctement, il est permis de parler d'une véritable généralisation des hydatides. Mais quelles sont les voies de cette généralisation ? Nous touchons là à un point très délicat de l'étude des tumeurs parasitaires et nous ne pouvons guère que formuler des hypothèses plus ou moins plausibles. Tout d'abord les germes peuvent suivre l'un des chemins (voie vasculaire, voie intestinale), dont nous parlerons tout à l'heure, occupant alors, de même que les kystes limités au cul de-sac de Douglas, le tissu cellulaire de l'excavation recto-utérine. Mais un autre

(1) D'après le compte rendu de la *Semaine médicale*, 1894, p. 250.

mode de migration nous semble capable d'expliquer la présence de ces kystes dans le Douglas, lorsqu'ils sont consécutifs à une tumeur analogue de la glande hépatique ou de l'épiploon gastro-colique en particulier. Ne peut-on pas imaginer qu'une hydatide encore vivante crève et déverse son contenu dans le péritoine ou qu'une poche kystique s'éliminant peu à peu de la profondeur se pédiculise à tel point qu'elle finit par devenir libre et par tomber dans l'excavation pelvienne? La seconde hypothèse a rencontré un certain nombre de partisans. Elle se trouve corroborée par ce que nous dirons plus loin des « kystes libres ». Quant à la première, qui invoque une véritable greffe, Olshausen l'a soutenue à la Société gynécologique de Berlin (séance du 18 janvier 1889) à propos d'un cas relaté par Martin. M. Michaux n'est peut-être pas loin de l'admettre, lorsqu'il écrit : « Je me demande si l'on ne doit pas, jusqu'à un certain point, incriminer la méthode des ponctions comme pouvant donner lieu à une dissémination des kystes hydatiques. »

On voit donc qu'on peut expliquer la présence de kystes dans le cul-de sac de Douglas, lorsqu'ils coexistent avec une tumeur parasitaire de la cavité abdominale, par trois mécanismes différents :

1° Ils peuvent y parvenir par la voie circulatoire ou en traversant peut-être les parois du rectum ;

2° Ils peuvent résulter de la chute d'une vésicule (vésicule elle-même ou son contenu) dans le Douglas ;

3° Ils peuvent enfin ne constituer qu'un diverticule d'une tumeur abdomino-pelvienne : c'est ainsi qu'on a vu un kyste du foie, de l'épiploon, du mésorectum, etc., plonger directement dans le cul-de-sac recto-vaginal; peut-être même un kyste hydatique de l'ovaire peut-il y tomber.

Nous en avons dit assez sur ces kystes secondaires, qui ne sont parfois qu'une trouvaille d'autopsie. Il nous a paru intéressant de les passer rapidement en revue pour être en mesure, au point de vue du siège qu'ils occupent, d'énoncer la proposition suivante : Tandis que les kystes primitivement localisés dans le Douglas siègent toujours « dans les interstices cellulaires qui communiquent avec l'espace pelvi-rectal supérieur où ils paraissent s'être d'abord introduits » (Pozzi), il n'en est pas de même de ceux dont il vient d'être question. On les voit occuper aussi bien ce tissu cellulaire (mécanisme n° 1) que la cavité même du diverticule séreux (mécanismes n°s 2 et 3).

II. — Kystes primitifs du cul-de-sac de Douglas

Nous avons dit plus haut ce que nous désignons, faute de meilleure dénomination, sous le nom de kystes primitifs. C'est d'eux surtout que nous nous occupons. Leur étude anatomique est encore peu avancée. Cela tient à ce qu'il n'y a pas bien longtemps que les chirurgiens attaquent ces tumeurs par la laparotomie, et aussi à la distribution géographique des kystes hydatiques. Si Schatz en a vu personnellement 6 cas et Freund 16, c'est parce qu'ils exerçaient dans le Mecklembourg et dans la Silésie, contrées où l'affection est extrêmement commune.

Siège. — Les premiers observateurs avaient localisé

ces kystes soit dans l'ovaire, soit dans l'utérus. Laugier (1) et Cruveilhier (2) avaient pensé qu'il s'agissait d'une tumeur hydatique de l'ovaire tombée dans le cul-de-sac de Douglas. Davaine (3) écrit aussi : « Chez la femme, un kyste développé dans l'ovaire peut tomber dans le cul-de-sac recto-vaginal et amener les mêmes accidents que s'il s'était développé primitivement dans cette région. » Charcot n'admet l'ovaire comme point de départ que sur la foi de ses maîtres, et ses recherches personnelles le font pencher en faveur de l'origine au sein du tissu cellulaire sous-péritonéal. Freund, Schrœder, critiquant les observations incomplètes de Roux, de Boivin et Dugès, de Basset, ont nettement démontré qu'on ne peut incriminer l'ovaire.

De même pour l'utérus : « Les kystes hydatiques de cet organe peuvent se diviser en deux classes : les kystes utérins proprement dits, développés dans le parenchyme de l'organe, et les kystes juxta-utérins, nés au voisinage de l'utérus. A vrai dire, les premiers sont seuls utérins ; les seconds rentrent plus spécialement dans l'étude des kystes hydatiques du petit bassin ; ils ne deviennent utérins qu'à la condition d'une effraction... Les liens qui unissent ces deux variétés sont si intimes que Freund croit que le kyste utérin commence toujours par être juxta-utérin, situé dans le tissu conjonctif du petit bassin (4). »

(1) *Diction.* 30 *vol.* Art. Bassin.

(2) *Diction.* 30 *vol.* Art. Acéphalocystes.

(3) *Ouvrage cité*, p. 533.

(4) PÉAN et SECHEYRON. *Etude sur les kystes hydatiques de l'utérus. Congr. de l'Assoc. franç. pour l'avancement des sciences.* Session de Toulouse, septembre 1887.

Il est bien établi que les kystes primitifs apparaissent dans le tissu cellulaire pelvien. L'argument le plus puissant qu'on puisse fournir à l'appui de cette opinion est tiré de l'étude des rapports qu'affecte le péritoine avec la tumeur. Nous aurons l'occasion de décrire plus loin ces connexions qui sont, au point du vue opératoire, de première importance.

Mais pourquoi l'hydatide se loge-t-elle à peu près toujours à ses débuts dans l'atmosphère celluleuse qui entoure le cul-de-sac de Douglas ? Freund constate le fait, mais ne s'explique pas à son sujet. Nous croyons que le voisinage du rectum n'est pas indifférent. De plus, si le tissu conjonctif de cette région n'est pas traversé par un gros tronc artériel, il n'en est pas moins vrai qu'il est irrigué par des vaisseaux nombreux émanés des utérines, vaginales et hémorrhoïdales. Or, chacun sait que les tissus et les organes richement vascularisés constituent un terrain éminemment favorable au développement des hydatides.

Avant d'aller plus loin dans cet exposé anatomique, il nous semble utile de nous demander comment les germes parasitaires arrivent dans le tissu cellulaire du cul-de-sac de Douglas.

Pathogénie. — Mais à cet égard, nous sommes réduits à des hypothèses. Trois voies peuvent être suivies : la voie circulatoire, la voie rectale et la voie vaginale.

a) *Voie vaginale*. — De cette dernière nous ne dirions rien, si un auteur aussi sérieux que Freund ne la mentionnait et ne citait deux cas à l'appui de son opinion.

Freund rappelle que certaines femmes dressent les chiens à des usages « spéciaux », et il est possible que la langue de ces animaux dépose directement les œufs du tænia échinocoque sur la vulve et le clitoris. De ce point, ils sont susceptibles de suivre deux chemins : ou bien ils sont emportés par le courant lymphatique vers les ganglions inguinaux et hypogastriques, ou bien ils remontent dans le vagin, dont ils perforent les tuniques. Mais est-il prouvé que le mucus vaginal jouisse des mêmes propriétés que les sucs digestifs, qu'il puisse, comme ceux-ci, dissoudre la coque de l'œuf, mettre en liberté l'embryon hexacanthe, qui, grâce à son armature, perforerait directement le cul-de-sac vaginal postérieur?

b) *Voie circulatoire.* — Il paraît vraisemblable que c'est par le sang et la lymphe, si abondants dans l'espace pelvi-rectal supérieur, que l'embryon arrive dans une région aussi éloignée de l'estomac et du duodénum. (Buhl) (1). Cette hypothèse est à tous égards la plus satisfaisante; mais enfin, ce n'est qu'une hypothèse, puisque, même pour les kystes du foie, la migration dans la veine porte n'a jamais été saisie sur le vif. Dans le cas particulier que nous envisageons (celui d'un kyste limité au petit bassin), voici ce qu'on peut supposer. L'embryon hexacanthe, devenu libre dans l'estomac et dans les premières portions de l'intestin grêle, traverse, grâce à ses spicules, la paroi intestinale; il est repris par les vaisseaux lymphatiques, arrive dans le canal thoracique, dans le cœur droit, passe par le poumon et revient au cœur gauche, d'où il est lancé dans les organes les plus éloignés.

(1) Buhl. *Annal des städtischen Krankenh. in München*, 1881, II, p. 454.

Cette théorie du transport par la lymphe et le sang, mise en avant par la plupart des auteurs, pour expliquer le développement des kystes hydatiques dans le cerveau, les muscles, les os, etc., peut également être invoquée pour les kystes qui gèsient sous le cul-de-sac de Douglas.

c) *Voie rectale.* — Mais il en est une autre, qui, dans le cas particulier, nous paraît tout aussi plausible. Il est possible que des embryons de tænia mis en liberté s'accrochent aux parois de l'ampoule rectale, où ils tendent d'ailleurs à séjourner avec les matières stercorales et qu'ils pénètrent directement par effraction, par perforation de la paroi intestinale au sein du tissu cellulaire prérectal. Les rapports intimes du rectum avec le cul-de-sac de Douglas expliquent bien, avec une semblable hypothèse, pourquoi c'est au voisinage de ce dernier que siègent à leur début la plupart des kystes du petit bassin. Mais ce n'est là qu'une vue de l'esprit. Aucun observateur n'a jusqu'à présent suivi directement ce voyage de l'embryon hexacanthe (1).

Nombre. — Dans la plupart des cas, le kyste est unique; dans un cas (obs. VI), on a trouvé des poches multiples; dans le fait de Charcot, que sa précision nous faisait un devoir de relater en détail (obs. XII), il est spécifié qu'il existait deux kystes, l'un antéro-supérieur, placé contre le col utérin, l'autre postéro-inférieur, accolé au rectum.

Forme. — Elle est des plus variables. Généralement

(1) Cependant Morin (thèse de Berne, 1876) aurait vu la migration des œufs du tænia de l'intestin dans le mésentère.

arrondie, lorsque la tumeur est petite, la forme devient des plus irrégulières, quand le kyste augmente de volume.

Volume. — Il varie depuis celui d'une bille de billard (obs. X) jusqu'à celui d'une tête de fœtus (obs. I) et même d'une tête d'adulte (obs. II). Dans l'observation de Villard (obs. III), le kyste remontait jusqu'au voisinage du foie, avec lequel il n'avait cependant aucune relation intime, s'il faut en croire Villard. Les tumeurs disséquées par Charcot étaient régulièrement sphériques, de 6 centim. de diamètre chacune.

Rapports. — Les connexions du kyste sont des plus intéressantes à examiner. Elles s'établissent avec le péritoine, avec l'utérus, le vagin, le rectum et le plancher périnéal.

1° *Avec le péritoine.* — D'après le siège primitif occupé par la tumeur, le péritoine pelvien doit tapisser la face supérieure de celle-ci ; il se laisse décoller surtout en arrière sur le rectum. En avant, le kyste sépare aisément la séreuse du cul-de-sac vaginal postérieur et du col utérin, mais moins facilement du corps même de la matrice. Aussi, en augmentant de volume, la tumeur dévie généralement de la ligne médiane pour soulever l'un ou les deux feuillets postérieurs du ligament large. Lorsqu'un ovaire se trouve prolabé, il peut arriver qu'il soit comprimé entre l'utérus et le kyste, et c'est sur quelques faits de ce genre qu'on s'était appuyé pour admettre l'origine primitive des kystes du Douglas dans la glande ovarique. Le cul-de-sac recto-utérin est totalement effacé.

De nombreux faits démontrent que telles sont bien les connexions du péritoine pelvien avec la tumeur ; il est important d'en citer quelques-uns, puisque, ainsi que nous l'avons dit plus haut, ils constituent, à côté de l'excessive rareté des tumeurs hydatiques dans l'utérus et dans l'ovaire, l'argument le plus péremptoire en faveur du siège sous-péritonéal des kystes du Douglas. Charcot spécifie très nettement : « Le péritoine est soulevé et coiffe les tumeurs. En effet, descendant de la face antérieure du rectum, il enveloppe les kystes supérieurement et de chaque côté, puis remonte pour recouvrir la face postérieure du corps de l'utérus. Le cul-de-sac recto-vaginal est donc complètement effacé et rempli par nos tumeurs. » Martin (1), dans le cas qu'il a observé, dit formellement « que les vésicules sont partout recouvertes par un péritoine normal ». La même particularité (obs. VI) a été constatée par Freund et Chadwick dans l'autopsie qu'ils ont pratiquée, par Kaltenbach (obs. II) au cours d'une laparotomie. Mais, dans ce dernier fait, s'est présentée une particularité digne d'être mentionnée.

On sait, en effet, que dans les tumeurs kystiques aussi bien que dans les hématocèles, le péritoine tend à s'épaissir sous l'influence d'une inflammation chronique et qu'il défend ainsi sa cavité contre la pénétration du liquide kystique, du sang et du pus. Dans de rares exceptions, il n'en n'est pas ainsi. Sonntag (obs. II) dit en effet que, tandis que le sommet de la tumeur est privé de péritoine le reste de son étendue est pourvu d'un revêtement séreux très net. Il semble donc que le péritoine s'est laissé user, ou qu'il a éclaté par suite de sa distension exces-

(1) *Berliner Gesellschaft f. Geburtshülfe*, 10 janv. 1889.

sive. Ce fait n'est pas unique. Dans un cas de kystes hydatiques multiples de la cavité abdominale, Freund (obs III de son mémoire) a vu la même particularité. « La tumeur, écrit-il, s'est développée dans le tissu cellulaire du mésentère et s'est pédiculisée en repoussant le feuillet supérieur de celui-ci; à sa grosse extrémité, elle a, par places, détruit le péritoine, de telle sorte que la poche hydatique est à nu, visible par quelques fenêtres ovales, privées de vaisseaux. » On comprend que ce processus peut s'accentuer davantage et que des tumeurs primitivement sous-péritonéales, dveiennent ainsi intra-péritonéales. C'est sans doute ce mécanisme qui préside à la formation des poches hydatiques libres dans la cavité de la séreuse abdominale.

2° *Avec les organes du petit bassin.* — *L'utérus* est porté en haut et en avant ; parfois il est plus ou moins déformé et dévié (antéflexion, antéversion). Il finit par contracter des adhérences avec la tumeur. Sous l'influence de la compression prolongée, sa paroi s'amincit, et ainsi un kyste peut finalement s'ouvrir dans la cavité cervicale (obs. VII). Lorsque la tumeur augmente de volume, la *vessie* est comprimée contre la symphyse pubienne, les *uretères* sont déviés, coudés, dilatés. Le *vagin* subit lui aussi d'importantes modifications ; aplati dans le sens antéro-postérieur, parfois dévié de la ligne médiane, il est ordinairement tiraillé, un peu allongé. Il en serait quelquefois de même pour l'*urèthre*.

Du côté du *rectum*, la pression exercée par le kyste a pour résultat l'hypertrophie des fibres musculaires dans la portion du conduit située au-dessus de la tumeur ; ce détail a été nettement constaté par Charcot. Les tuniques du rectum, irritées par le néoplasme, finissent, en effet, par s'enflammer d'une manière chronique. Sous l'influence de la compression, les veines hémorrhoïdales deviennent variqueuses ; le rectum est aplati, repoussé dans la concavité du sacrum. Bientôt sa paroi s'amincit et finit par se laisser perforer. Dans le cas de Charcot, le kyste postérieur s'ouvrait dans le rectum par une ulcération, située à 10 centim. de l'orifice anal, taillée à l'emporte-pièce, de 1 centimètre et demi de diamètre.

Une des *trompes* de Fallope peut être adhérente à la tumeur ; parfois les annexes sont tendues au-dessus de celle-ci (obs. IV). Tantôt les *ovaires* sont intacts (obs. I) ; tantôt on les a trouvés englobés dans le kyste ou comprimés entre lui et la paroi utérine (obs. IV). Enfin, on comprend que dans les cas anciens ou accompagnés de poussées inflammatoires fréquentes, des adhérences de pelvi-péritonite finissent par immobiliser totalement les tumeurs, par fusionner entre eux la plupart des organes du petit bassin (obs. VII). Des adhérences multiples s'établissent entre le kyste et l'intestin (obs. VIII), créant ainsi de nouvelles difficultés opératoires.

Quant au *plancher pelvien*, il est remarquable de voir qu'il est rarement envahi ; une grosse tumeur peut, à la vérité, refouler le releveur ; mais on ne cite pas d'exemple de kyste qui se soit fait jour par la peau du périnée.

Structure et contenu. — Il n'y a pas lieu d'insister sur la structure de la paroi kystique ; elle est la même que dans les kystes hydatiques en général. Dans son cas, Charcot a noté que cette paroi recevait de nombreux vaisseaux, émanés de l'utérine et de l'hémorrhoïdale moyenne (voyez obs. XII); elle était épaisse, tapissée à sa face interne par une membrane blanche, tomenteuse. L'examen de la paroi kystique a été pratiqué aussi dans le cas de Sonntag (obs. II); il est dit que la membrane hydatique était formée, comme d'habitude, par des feuillets lamelleux, superposés et emboités. « Jusqu'à présent, écrit Freund, on n'a pas vu dans le bassin le kyste alvéolaire. La forme la plus fréquente est la vésicule mère, pourvue de vésicules filles endo et exogènes. »

Rien de spécial à noter relativement au contenu des kystes du cul-de-sac de Douglas. Ceux-ci renferment parfois un nombre considérable de vésicules filles (obs. III), nageant dans un liquide transparent ou trouble; tantôt ils ne contiennent qu'une hydatide qui les remplit (obs. X). D'après M. de Lavigne Sainte-Suzanne (1), « les kystes hydatiques du petit bassin contiennent plus souvent des vésicules filles que les kystes hydatiques développés dans les autres régions ».

Il nous resterait, pour compléter ce chapitre d'anatomie pathologique, à exposer l'évolution des kystes hydatiques du cul de-sac de Douglas. Mais ce point trouvera sa place, quand nous décrirons la marche de l'affection.

(1) *Loc. cit.*, p. 31.

CHAPITRE V

Symptômes et évolution.

La symptomatologie des kystes hydatiques du cul-de-sac de Douglas est très vague. On pourrait répéter assez exactement avec M. Villard (1) : « Le plus souvent les symptômes manquent de la précision et de la netteté nécessaires pour qu'il soit possible, nous ne dirons pas d'en reconnaître, mais même d'en soupçonner l'existence. Durant tout le cours de la maladie, ces symptômes restent indéterminés, latents pour ainsi dire, et parfois, lorsqu'ils se manifestent d'une façon plus ostensible, ils présentent un tel caractère de généralité et sont parfois accompagnés de phénomènes si insolites qu'ils ont pu mettre en défaut l'expérience la plus consommée. »

En effet, aucun caractère ne paraît différencier les kystes hydatiques des tumeurs qui occupent le cul-de-sac de Douglas; le frémissement spécial n'a jamais été constaté.

Le *début* de l'affection est extrêmement variable. Il est des cas où la tumeur se dépose à froid et acquiert un respectable volume sans influencer l'état local et la santé générale; puis on voit graduellement paraître

(1) *Loco cit.*, p. 107.

les accidents d'une compression de plus en plus marquée, portant surtout sur le rectum. D'autres fois, c'est assez brusquement ou même subitement que des symptômes très menaçants éclatent, et l'interrogatoire éveille l'idée d'une hématocèle rétro-utérine (obs. III). Dans d'autres circonstances, la tumeur parasitaire évolue et guérit sans provoquer la moindre manifestation clinique et on la découvre par hasard à l'autopsie. Il arrive parfois aussi qu'on la trouve en pratiquant pour toute autre raison le toucher vaginal. Enfin, dans des cas qui ne sont point rares, c'est pendant une grossesse ou le travail de l'accouchement qu'on reconnaît l'existence de la tumeur rétro-utérine.

Il est de règle, néanmoins, de constater des *signes fonctionnels*, faciles à prévoir d'après les notions anatomo-pathologiques. L'un des plus constants et des premiers en date, c'est la *douleur*. Ce sont des souffrances obtuses dans le bas-ventre, avec sensation de pesanteur et irradiation dans les régions lombaires, qui ont engagé la malade de M. Schwartz (obs. I) à venir consulter. La patiente de Kaltenbach éprouvait depuis sept semaines des douleurs intermittentes, accompagnées de frissons. Celle de Schrœder (obs. V) se plaignait d'élancements pénibles dans le bas-ventre, accompagnés d'augmentation de volume de l'abdomen. Mêmes phénomènes sont mentionnés dans les observations VII, VIII, X et XI ; ils sont sans doute imputables à des poussées de pelvi-péritonite, en l'absence de toute inflammation intra-kystique. En même temps que la douleur, et parfois avant elle, se manifeste une *constipation* de plus en plus opiniâtre, qui résiste souvent aux purgatifs. Les garde-robes sont très douloureuses, les efforts restent quelquefois infructueux; il existe du ténesme rectal et on pourrait croire à un rétrécissement du rectum.

Lorsque la tumeur est encore relativement petite, d'autres phénomènes peuvent s'observer, mais moins constants que la douleur et la constipation. En dehors d'une certaine gêne dans la marche, nous voulons parler surtout des *troubles vésicaux* et des *troubles menstruels.*

Quand le kyste devient volumineux et dépasse le niveau du détroit supérieur, il n'est pas étonnant que la vessie, comprimée par l'utérus, qui est lui-même refoulé en avant, soit troublée dans son fonctionnement. L'ischurie et la dysurie sont alors habituelles. Il en est de même pour la rétention. Mais ces accidents du côté de la vessie se rencontrent aussi, lorsque le kyste offre un volume encore modéré. Il en est ainsi dans l'observation I. Nous voyons une malade prise subitement à son lever d'une rétention complète d'urine, alors que la veille la miction s'était accomplie d'une façon normale. La rétention disparaît pendant une huitaine, puis s'installe définitivement et persiste jusqu'au dixième jour après l'opération. Comment expliquer ces troubles de la miction? On pourrait faire intervenir une action réflexe; mais nous croyons peut-être plus rationnel d'admettre que l'utérus a été suffisamment repoussé vers la symphyse pour irriter le muscle vésical et même pour dévier ou comprimer les uretères. Ce qui fait croire qu'il existait, en effet, une distension des voies urinaires supérieures, c'est la polyurie claire qui a persisté assez longtemps après la ponction du kyste. Cette polyurie se trouve également notée dans les faits de Schatz (obs. IX) et de Bitter (obs. XI).

Les modifications de la menstruation sont bien plus rares que les troubles urinaires. Néanmoins, chez la malade de Villard (obs. III) le début de l'affection a coïncidé avec un retard de plusieurs jours dans l'apparition des règles. Chez une des patientes de Freund, le symptôme dominant était la dysménorrhée (obs. VI); chez une autre, l'écoulement menstruel était supprimé depuis plusieurs mois (obs. VII). Ces accidents peuvent être attribués à des adhérences contractées par l'ovaire avec le péritoine qui recouvre la tumeur. Peut-être aussi, — et c'est Freund qui émet cette hypothèse — les troubles menstruels doivent-ils être mis sur le compte de la compression subie par un ou les deux ovaires enserrés entre le kyste d'une part, le rectum ou l'utérus d'autre part. Nous ne donnons cette hypothèse que pour ce qu'elle vaut. Néanmoins, il est bon de faire remarquer que les règles, temporairement supprimées, dans un cas de kystes multiples du bassin rapporté par Duvelius (1), ont reparu après l'intervention, avec leur abondance et leur durée normales.

Quoi qu'il en soit, ces phénomènes de compression divers engagent généralement le chirurgien à pratiquer l'*examen physique*. Le toucher vaginal, parfois difficile et douloureux, permet de constater que le col de l'utérus est élevé et surtout refoulé vers la symphyse pubienne

(1) DUVELIUS. *Centralbl. f. Gynäkol.*, 1886, p. 281.

et que ses lèvres sont parfois effacées. Le cul-de-sac postérieur est rempli par une tumeur de volume variable, dont la surface est lisse et uniforme. La pression du doigt est à peine douloureuse. Par le toucher rectal, on apprécie généralement très nettement la consistance de la tumeur qui vient remplir le rectum. Pour acquérir des notions plus précises encore, il faut combiner à ces deux modes d'exploration la palpation abdominale. On réussit ainsi le plus souvent à délimiter nettement la tumeur, qui affecte avec la matrice des connexions variables. Tantôt, on sent très bien qu'elle est indépendante de l'utérus (obs. I); tantôt elle abaisse profondément le cul-de-sac de Douglas et semble appliquée contre la face postérieure du col (obs. II); tantôt, lorsqu'il s'est produit des poussées inflammatoires périkystiques et que la tumeur a déjà acquis un certain volume, celle-ci semble fusionnée avec toute la moitié postérieure du corps et du col de la matrice (obs. VIII).

Elle semble le plus souvent tendue, élastique, manifestement fluctuante. Mais, dans aucune des observations que nous avons parcourues, on n'a constaté l'existence du frémissement hydatique.

Dans quelques cas, le palper abdominal ne fait pas seulement reconnaître les caractères de la tumeur qui tend à dépasser le plan du détroit supérieur; il permet aussi d'acquérir quelques notions sur le siège du kyste. C'est ainsi que, dans l'observation de Villard, on sentait très nettement l'utérus qui faisait relief à la face antérieure de la poche kystique. Dans le fait de M. Schwartz, on constatait dans la fosse iliaque l'existence d'un petit corps dur, qui paraissait être l'ovaire. De semblables recherches ne devront jamais être omises ; elles fournissent parfois de précieux renseignements pour établir le diagnostic.

Tels sont, rapidement énumérés, les caractères cliniques des kystes hydatiques du cul-de-sac de Douglas ; ils n'ont, on le voit, rien de spécial et ce sont ceux de toute tumeur développée entre le rectum d'une part, le vagin et l'utérus d'autre part.

Nous devons maintenant décrire leur *marche* et leur *terminaison*. A vrai dire, leur évolution ne diffère pas de celle des kystes hydatiques en général ; elle ne doit les quelques particularités qui la distinguent qu'au siège spécial occupé par la tumeur dans la région du Douglas.

Comme ailleurs, les hydatides peuvent périr par inanition ou par compression. Suivant Freund, le second mécanisme de la mort serait assez fréquent dans les kystes pelviens, la tumeur se trouvant solidement enclavée dans le bassin et encastrée entre les organes qui le remplissent. La vésicule mère est en quelque sorte étouffée.

Mais plus souvent le kyste augmente de volume, il quitte la région dans laquelle il s'était primitivement cantonné pour monter dans la cavité abdominale, en décollant le péritoine, en dédoublant les ligaments larges. Il gagne aussi les parties latérales et antérieure de l'excavation, affectant alors des connexions faciles à comprendre d'après ce que nous avons dit plus haut (voyez notions anatomiques). Ils peuvent alors, poursuivant leur marche envahissante, pénétrer dans la fosse iliaque et en sortir au-dessus ou au-dessous du ligament de Fallope.

Enfin, les kystes du Douglas, qu'ils soient ou non suppurés, finissent par se rompre. Théoriquement, l'ouverture dans le péritoine est possible, mais elle n'a point été observée. Quelques auteurs (Freund, Küchenmeister) mentionnent la perforation de la paroi postérieure de l'utérus. Mais c'est dans le vagin et surtout dans le rectum que ces collections font irruption. Un beau cas d'ouverture dans le cul-de-sac vaginal est fourni par notre troisième observation ; la déchirure était large, anfractueuse et avait donné passage au contenu de la tumeur. Les kystes s'étaient fait jour dans le rectum chez les malades qui font l'objet des observations VII et XII ; comme exemple d'ouverture rectale, nous citerons encore l'observation suivante de Trousseau :

Une jeune femme de 19 ans, mal réglée, avait éprouvé des douleurs de ventre assez violentes, lors d'un écoulement menstruel incomplet. Quelques mois plus tard, elle fut prise subitement de douleurs dans le petit bassin. Le toucher vaginal permit de reconnaître que l'utérus tout entier était refoulé contre la symphyse pubienne; une tumeur du volume du poing avait son siège en arrière de la matrice; le rectum semblait faire corps avec la tumeur, et le toucher rectal était très douloureux. La défécation était empêchée par la douleur; les besoins d'uriner étaient devenus fréquents. En présence de ces symptômes, Trousseau pensa à l'existence d'une hématocèle rétro-utérine ; mais, dix jours après le début des accidents, la malade fut prise de ténesme anal, avec écoulement de matière sanieuse par le rectum. En même temps, la tumeur s'affaissa, et, quelques jours plus tard, la sortie d'une fausse membrane blanche, lisse et molle, coïncidant avec la disparition de la tumeur, fit abandonner l'idée d'une tumeur sanguine pour s'arrêter à celle d'un kyste hydatique enflammé et éliminé par ulcération. Notre impression fut que ces membranes kystiques dépendaient de kystes hydatiques suppurés dans le petit bassin (1).

Les phénomènes cliniques qui traduisent l'inflammation et la suppuration du kyste ne se manifestent pas toujours de la même façon. Dans le fait précédent, on voit « la tumeur, d'abord indolente, devenir tout à coup le siège de douleurs vives, lancinantes, que la plus légère pression exaspère; la malade est en même temps prise de frissons, de fièvre, de nausées, de vomissements ». Ces accidents s'amendent, puis, au bout de quelque temps, les vésicules hydatiques s'échappent par l'anus, mêlées à une sanie sanguinolente.

Chez la malade de Villard, au contraire, « les phénomènes généraux et locaux, au lieu de s'amender, augmentent d'intensité. Les vomissements persistent, les douleurs deviennent plus aiguës ; le ventre est ballonné, tendu; le pouls, de plus en plus accéléré, devient petit, misérable; la prostration des forces s'accentue de plus en plus et la malade épuisée ne tarde pas à mourir dans le marasme, malgré l'ouverture spontanée produite par la déchirure du cul-de-sac vaginal ».

Souvent les symptômes ne sont pas aussi alarmants, et une recrudescence des accidents locaux avec retentissement sur tous les organes du petit bassin (ischurie, dysurie, ténesme, diarrhée glaireuse, leucorrhée ou

(1) TROUSSEAU. *Cliniq. médic. de l'Hôtel-Dieu*, t. III, p. 661, 5e édit.

même métrorrhagie) annoncent l'imminence de la perforation.

Il est difficile de dire si toutes ces terminaisons ont la même gravité. D'après notre impression, il semble que l'évacuation par le rectum soit plus favorable que celle qui se produit par le vagin. Il faut également tenir très grand compte du volume de la tumeur et de l'inflammation de la paroi. Mais nous touchons là à des points qui concernent la marche générale des kystes hydatiques et nous n'insisterons pas davantage.

CHAPITRE VI

Pronostic. Complications.

Le pronostic des kystes hydatiques du cul-de-sac de Douglas, sans être grave, doit cependant être réservé. Cela découle des détails qui précèdent. Sans doute, la guérison est possible à la suite de la mort des hydatides et de la modification régressive du kyste, ou même à la suite de son ouverture spontanée dans le vagin ou le rectum. Mais il ne faut pas oublier que, lors de la seconde éventualité, la septicémie par rétention et l'infection secondaire restent toujours imminentes.

De plus, les kystes ont un développement pour ainsi dire fatal, tendant sans cesse à augmenter de volume et pouvant entraîner, de ce fait, de sérieuses complications.

Sans revenir sur les accidents relativement légers résultant des phénomènes de compression que la tumeur exerce sur les organes voisins, il convient surtout de mentionner ici les troubles vésicaux, la dilatation des uretères et du bassinet, avec toutes ses conséquences, puis la possibilité d'une péritonite par propagation ou même par perforation.

Enfin, les kystes peuvent sérieusement entraver la marche de la grossesse, et surtout s'opposer à l'expulsion spontanée du fœtus. Dans le cas bien connu de Park, la tumeur provoqua l'avortement, et plus tard, après la guérison du kyste, les tractus cicatriciels devinrent une cause de dystocie. S'il est vrai que, dans quelques cas, le fœtus a pu refouler la tumeur dans la concavité sacrée et se créer une place suffisante pour parcourir sans peine la filière utéro vaginale, il n'en est pas ainsi le plus souvent. N'ayant pas eu l'occasion d'étudier nous-même le côté obstétrical de notre sujet, nous nous contentons de rappeler ici les chiffres de M. Porak.

M. Porak (1) a réuni 17 observations comprenant 24 accouchements :

L'accouchement fut prématuré 2 fois.

Il fut difficile, mais spontané, 5 fois.

Il a nécessité l'emploi du forceps 2 fois.

Il fut spontané après la ponction du kyste 3 fois, après l'ouverture du kyste 3 fois.

Il nécessita une application de forceps, malgré la ponction ou l'incision du kyste, 2 fois.

Il nécessita l'emploi du crânioclaste une fois, malgré la ponction du kyste ; mort.

Il nécessita des interventions obstétricales difficiles 2 fois ; mort une fois.

Il fut impossible 2 fois ; mort 2 fois.

On dut pratiquer l'opération césarienne 2 fois ; dans les deux cas, mort.

(Nous rappellerons que les statistiques de M. Porak embrassent tous les kystes du petit bassin, et non ceux qui sont confinés au cul-de-sac de Douglas.)

(1) *Mémoire cité*, p. 206.

CHAPITRE VII

Diagnostic.

Nous croyons inutile de nous étendre longuement sur l'étude diagnostique des tumeurs qui nous occupent. Ce serait, du reste, peine perdue. La conclusion en effet, qui, avec les données actuelles, se dégage nettement de la lecture des observations, c'est que le diagnostic precis est impossible et que l'affection ne peut être que soupçonnée. Le frémissement hydatique manquant, on ne saurait dire pourquoi, c'est la ponction exploratrice et l'issue spontanée ou artificielle des hydatides qui, seules, permettent de se prononcer sur la véritable nature de l'affection (1).

Dans deux cas, on n'a même pas essayé de poser un diagnostic (obs. IV et X). Dans le cas de Bitter, on crut à un kyste de l'ovaire tombé dans le cul-de-sac de Douglas (obs. XI). Schrœder (obs. IV). Chadwick (obs. VI), Martini (obs. VIII), se basant sur des signes de compression et sur les résultats de l'exploration physique, se rallièrent à l'idée de kystes ovariques intra-ligamentaires. Kaltenbach (obs. II) s'appuya sur la brusquerie du début et la suppression presque complète des règles pour diagnostiquer : kyste de l'ovaire avec torsion du pédicule.

(1) Étant donné que nous supposons l'absence de tumeurs analogues en quelque autre point de l'économie.

On voit donc que les tumeurs ovariques enclavées et les rétro-péritonéales proprement dites prêtent fréquemment à confusion. Le toucher fournit, suivant Freund, un renseignement de première valeur; c'est seulement lorsqu'on est en présence d'un kyste hydatique que le col, repoussé en avant, paraît reposer dans un véritable coussinet élastique. De plus, les tumeurs ovariques enclavées sont, de tous les néoplasmes intra-pelviens, ceux qui provoquent le plus rapidement des troubles locaux; le kyste hydatique, au contraire, même lorsqu'il est déjà assez volumineux, ne détermine que des accidents insignifiants ou nuls. Malgré ces caractères différentiels, une erreur sera souvent bien difficile à éviter.

Dans d'autres circonstances, sur lesquelles nous avons déjà attiré l'attention, le début est brusque, les accidents alarmants, et tout fait croire à une hématocèle rétro-utérine. Bernutz (1), Trousseau (voyez plus haut), Villard (obs. III) ont pu s'y tromper. Et de fait, lorsqu'un kyste hydatique, jusqu'alors silencieux et passé inaperçu, vient à s'enflammer, que ses manifestations douloureuses coïncident avec une période menstruelle, l'erreur est pour ainsi dire fatale; il n'existe, en effet, aucun signe capable de différencier l'hématocèle et la tumeur parasitaire.

Nous ne dirons rien du diagnostic avec l'utérus gravide rétrofléchi, avec une grossesse extra-utérine, avec la rupture d'un pyosalpinx ou d'un abcès pelvien. Ces affections ne semblent pas jusqu'à présent avoir donné lieu à quelque méprise. Il en est de même — fait assez singulier — pour les kystes du vagin.

(1) *Dict. de Jaccoud*, art. Hématocèle.

Mais, au début, lorsque le kyste hydatique évolue d'une façon simple, qu'il ne présente pas ces bizarreries symptomatiques qui déjouent tous les calculs, qu'il n'existe point d'adhérences pelvi-péritonitiques, qu'il offre ses conditions de tension « normale » (si l'on peut dire ainsi), le diagnostic est-il possible ?

Freund le croit ; il ajoute même qu'à la période initiale le diagnostic est relativement facile. Nous traduisons textuellement Freund, dont le nom fait autorité en la matière :

« Le diagnostic très probable de l'échinocoque au début peut être posé : 1° lorsqu'on constate l'existence d'une ou plusieurs tumeurs arrondies, bien lisses, tendues et élastiques, situées dans la partie postérieure du bassin, au voisinage du rectum, peu mobiles, non douloureuses à la pression, indépendantes de l'utérus et des annexes, et surtout des ovaires, qu'on réussit à délimiter par la palpation ; 2° lorsqu'une pareille tumeur ne s'accompagne ni d'accidents locaux ni de troubles de l'état général. » Plus loin, il ajoute « que le parasite fixe de préférence sa résidence sur la ligne médiane, entre le rectum, d'une part, le col et le cul-de-sac vaginal postérieur, d'autre part ; particularité dont le diagnostic doit tenir grand compte » (1).

Nous ne partageons pas l'optimisme de Freund, et considérons que, même lorsqu'on constate dans le Douglas la présence d'une tumeur lisse, bien arrondie, non mamelonnée, indolente, fluctuante, sans connexion avec l'utérus ou les annexes, l'hésitation sera toujours per-

(1) *Mém. cité*, p. 324.

mise. Nous pourrions d'ailleurs « jeter la pierre » à Freund, puisque lui-même, en se basant sur les caractères énumérés plus haut, a pris un kyste hydatique pour une tumeur fibro-kystique sous-séreuse et rétro cervicale (obs. VII).

En résumé, ainsi que nous le disions tout à l'heure, dans l'état actuel de la science, le problème diagnostique ne peut être que posé, mais non résolu. La lecture des quelques observations que nous possédons le démontre. Par suite des allures symptomatiques très variables, avec lesquelles se présentent et marchent les kystes hydatiques du Douglas, le clinicien devra compter, non seulement avec les tumeurs liquides qui évoluent et s'accroissent lentement dans l'excavation recto-utérine, mais aussi avec les épanchements sanguins, avec les phlegmasies franches, qui révèlent brutalement leur présence dans cette région.

CHAPITRE VIII

Traitement.

La thérapeutique des kystes hydatiques du cul-de-sac de Douglas doit être envisagée dans deux conditions :

1° Chez la femme enceinte ou en travail.

2° En dehors de la grossesse.

Nous négligeons à dessein le côté obstétrical de la question, n'ayant pas eu l'occasion de voir de faits de cette catégorie et nous renvoyons au remarquable mémoire de M. Porak.

Les lignes qui suivent s'appliquent donc exclusivement à la conduite à tenir vis-à-vis de ces kystes, observés en dehors de la grossesse et du travail de l'accouchement.

Une première question doit être résolue. Faut-il toujours traiter ces tumeurs ou attendre qu'elles aient acquis un certain volume ? Suivant Freund, « lorsque le kyste n'a pas dépassé le détroit supérieur du bassin, on ne doit intervenir chirurgicalement que s'il provoque des troubles locaux d'une certaine gravité ». Nous ne partageons nullement une pareille manière de voir. Pourquoi, en effet, attendre que le kyste ait atteint un notable volume ? Si la cavité vient à suppurer, les phénomènes de septicémie sont toujours plus à craindre et plus difficiles à combattre qu'avec une poche kystique de faible capacité. Serait-ce pour faire bénéficier la malade des chances d'une guérison spontanée? Celle-ci reste toujours très aléatoire, d'autant que l'ampoule rectale est peut-être un voisinage dangereux pour le contenu des kystes du cul-de-sac de Douglas.

Si la femme est encore jeune, on doit, en outre, envisager la possibilité d'une grossesse, et il est imprudent, vu cette éventualité, d'abandonner au fond du bassin une tumeur kystique, qu'il faudra peut-être traiter d'urgence dans des conditions désavantageuses. Il ne faut pas oublier, en effet, que la grossesse amène souvent des poussées inflammatoires, qui augmentent rapidement le volume du kyste et modifient son contenu. Enfin, les faits anatomiques nous montrent que la tumeur, à mesure qu'elle grossit, contracte des adhérences de plus en plus étendues et de plus en plus intimes avec les organes voisins. Ce sont là autant de complications opératoires qu'il importe, si possible, d'éviter.

Pour toutes ces raisons, on doit traiter les kystes de bonne heure, c'est-à-dire aussitôt qu'on en a reconnu l'existence.

1° *Lorsque le kyste n'est pas suppuré*, la question de volume doit surtout intervenir dans le choix de la méthode opératoire.

a) Si le kyste est petit, bien limité au cul-de-sac de Douglas, le traitement, à notre avis, doit toujours débuter par une ponction aspiratrice, qui sera aussi évacuatrice que possible. On pourra la faire suivre ou non de l'injection d'un liquide antiseptique et parasiticide. Si l'on se décide pour l'injection, on accordera dans ce cas la préférence au procédé de M. Hanot, avec lequel aucun accident d'intoxication n'est à redouter. La ponction simple peut donner de bons résultats, ainsi que le démontre le fait de M. Schwartz (obs. I). La malade qu'il a opérée ainsi est restée parfaitement guérie et ne présente nulle trace de récidive. Mais si la guérison ne survient pas et, à plus forte raison, si des symptômes locaux et généraux éclatent, qui indiquent la suppuration de la poche, on devra inciser largement, drainer et faire au besoin des lavages répétés de la cavité kystique. Dans deux cas, l'incision suivie de drainage a conduit à une guérison rapide (obs. V et IX). Dans un cas, on a même réussi à extraire par le vagin la membrane kystique (obs. X).

b) Lorsque le kyste est plus considérable, qu'il est nettement accessible par l'abdomen, l'opération de choix, c'est la laparotomie, qui a donné deux très beaux résultats (obs. II et IV). On cherchera à énucléer la poche kystique tout entière, après l'avoir ou non préalablement vidée de son contenu. Mais il est bon de ne pas oublier que l'extirpation est difficile. Il faut inciser le péritoine qui coiffe la tumeur, le décoller minutieusement, libérer les adhérences intestinales et épiploïques qu'on peut rencontrer chemin faisant, respecter l'utérus et surtout le rectum, souvent accolés au néoplasme d'une façon très intime. Parfois, lorsqu'on a rompu toutes ces adhérences, le kyste tient encore dans le fond du bassin et il faut le faire soulever par une main introduite dans le vagin ou dans le rectum. La relation de l'opération pratiquée par Kaltenbach (obs. II) montre bien les obstacles qu'on doit vaincre pour mener à bien l'extirpation de la poche. Si l'on réussit à l'énucléer dans sa totalité, on traitera la cavité qui subsiste, comme on a coutume de le faire après la décortication des kystes inclus dans les ligaments larges. Mais, bien souvent, la ténacité des adhérences sera telle que cette opération idéale est impraticable. On se contentera alors de fixer aux lèvres de la plaie abdominale les bords de la poche dont l'arrière-fond n'a pu être détaché, de tamponner ou de drainer le kyste comme un abcès.

2° *Lorsque le kyste est suppuré*, on lui appliquera le traitement des suppurations pelviennes. S'il est petit, on l'ouvrira franchement par le vagin ; s'il est plus volumineux et fait saillie dans l'abdomen, on pourrait l'attaquer par la laparotomie transpéritonéale, ainsi que Martini (obs. VIII) l'a fait avec succès, en la combinant avec le drainage vaginal. Mais, si l'on se rappelle ce que nous avons dit du siège sous-séreux de ces kystes, il serait peut-être plus rationnel de l'inciser par la laparotomie sous-péritonéale, telle que l'a décrite M. Pozzi (1). Mais ce ne sont là que de simples vues théoriques, puisque nous ne connaissons point de cas où une semblable intervention ait été appliquée à la cure des kystes hydatiques suppurés du petit bassin.

Voici, en terminant, d'après les faits relatés plus loin, les résultats obtenus jusqu'à ce jour par le chirurgien dans le traitement des tumeurs parasitaires du cul-de-sac de Douglas :

(1) *Soc. de Chirurgie*, 14 avril 1886.

I. *Kystes non suppurés :*

Ponction simple............	1 cas. Guérison.
Laparotomie avec énucléation totale de la poche....	3 cas. 2 guérisons. 1 résultat inconnu.
Incision et drainage par le vagin....................	3 cas. 2 guérisons. 1 mort (septicémie).
Laparotomie, suivie 4 ans plus tard de l'incision vaginale.	1 cas. 1 guérison.

II. *Kystes suppurés :*

Suture de la poche à la paroi abdominale et drainage vaginal.................	1 cas. Guérison.
Ponctions et incisions vaginales faites à titre palliatif.	1 cas. 1 mort.

OBSERVATIONS

Ainsi que nous l'avons dit à maintes reprises, les kystes hydatiques peuvent se rencontrer dans le cul-de-sac de Douglas dans différentes conditions :

1° On les observe concurremment avec d'autres tumeurs à échinocoques, occupant principalement la cavité abdominale, le foie, la rate, le mésentère, le grand épiploon. Nous en avons cité plusieurs exemples au chapitre : Anatomie pathologique. Le plus souvent, dans ces circonstances, la tumeur pelvienne devient accessoire ; c'est le kyste hépatique, ce sont les kystes épiploïques qui fixent l'attention du chirurgien. (En dehors de la grossesse, bien entendu.)

2° Mais il est aussi des cas où le cul-de-sac de Douglas est seul envahi, où le kyste intra-pelvien est la localisation primitive de l'échinocoque. Ce sont ces cas que nous avons surtout en vue dans notre travail. Ce sont seulement des exemples de kystes de cette deuxième catégorie que nous rapportons dans les pages qui suivent. Nous en avons recueilli douze. Nous aurions pu sans peine en grossir le nombre ; mais nous avons voulu ne tenir compte que de faits assez récents et observés avec une précision suffisante.

Observation I (personnelle). — (Due à l'obligeance de M. le Dr Schwartz.)

Kyste hydatique du cul-de-sac de Douglas, guéri par la ponction simple.

La nommée Louise B..., blanchisseuse, âgée de 18 ans, est entrée le 23 janvier 1894, à l'hôpital Cochin, salle Sédillot, n° 14.

Antécédents. — Rougeole dans son enfance. Réglée à 16 ans, d'une manière très irrégulière, tous les trois ou tous les six mois.

Début, signes fonctionnels. — La malade a toujours eu le ventre assez développé. Il y a trois mois environ, elle commença à souffrir dans l'abdomen : douleurs sourdes avec pesanteur du côté gauche. De temps à autre, elle éprouvait des élancements pénibles, parcourant tout le ventre et irradiant plus spécialement vers les régions lombaires. Les souffrances étaient plus aiguës le soir, après des marches ou des fatigues exagérées.

Il y a deux mois, à son lever, la malade fut dans l'impossibilité d'uriner. On lui donna des stigmates de maïs. Elle put uriner le soir, mais en souffrant beaucoup pendant toute la durée de la miction. La rétention disparut pour reprendre au bout d'une huitaine de jours. Un médecin de la ville prescrivit des remèdes que la malade ne peut préciser et des bains de siège quotidiens. Elle arriva ainsi à uriner seule.

Depuis le dimanche 22 janvier, la miction est devenue très difficile, ainsi que la défécation. La malade a aussi quelques vomissements, fréquents surtout après le repas du soir.

Les dernières règles ont eu lieu le 10 décembre 1893.

Examen physique. — Après avoir vidé la vessie, on pratique le toucher vaginal. On constate que le col de l'utérus est refoulé derrière la symphyse pubienne et regarde en haut. Le cul-de-sac postérieur bombe dans le vagin. Le palper et le toucher combinés permettent de délimiter, derrière l'utérus, une tumeur de la grosseur d'une tête de fœtus, nettement fluctuante et indépendante de la matrice. On constate en outre dans la fosse iliaque gauche une petite grosseur plus dure qui semble être l'ovaire. Le toucher rectal permet d'apprécier la consistance élastique, uniforme, lisse, de la tumeur. M. Schwartz porte le diagnostic de kyste du cul-de-sac de Douglas, peut-être hydatique.

Opération. — La tumeur qui fait saillie dans le cul-de-sac postérieur est ponctionnée par le vagin (27 janvier) à l'aide de l'aspirateur de Dieulafoy (aiguille n° 2). Il s'écoule 750 gr. d'un liquide clair comme de l'eau de roche. Après l'avoir laissé déposer, on aperçoit au fond du vase de petits grains blanchâtres, qui sont examinés au microscope et qui contiennent des crochets tout à fait caractéristiques.

Suites. — La ponction s'est montrée tout à fait inoffensive. Après la ponction, la malade tantôt peut uriner seule, tantôt est atteinte de rétention. A partir du dixième jour, elle urine seule.

On l'examine le 10 février. On arrive facilement sur le col, qui est en situation normale. Dans le cul-de-sac postérieur, pas la moindre trace du kyste. En remontant très haut, on sent, au bout du doigt, une petite masse dure, constituée par la paroi du kyste revenu sur lui-même.

A aucun moment la malade n'avait eu de fièvre.

Voici la quantité des urines émises en 24 heures, spontanément ou par la sonde :

25 janvier, 2 litres 50. Le 26, 2 litres. Le 27, 2 litres 25. Le 28, 2 litres 75. Le 29, 3 litres 75. Le 30, 2 litres. Le 31, 3 litres. Le 1er février, 2 litres. Le 2, 1 litre 75. Le 3, 2 litres 25. Le 4, 3 litres. Le 5, 2 litres 50. Le 6, 2 litres 25. Le 7, 3 litres. Le 8, 2 litres 50. Le 9, 2 litres 50.

La malade sort guérie, le 11 février. Elle conserve encore de la polyurie claire, par distension des voies urinaires supérieures. On lui prescrit de se mettre pendant quelque temps au régime lacté.

Revue le 24 mai et examinée par M. Schwartz :

« A la palpation, on n'a aucune sensation anormale. Le toucher vaginal permet de constater que le cul-de-sac postérieur est libre, souple, sans trace de tumeur. L'utérus mobile est revenu dans sa position normale. Au toucher rectal, il n'y a rien d'interposé entre la matrice et le rectum.

La polyurie a disparu. »

OBSERVATION II. — (In MEIER SONNTAG. Thèse de Halle, 1889, p. 10.)

Volumineux kyste hydatique du cul-de sac de Douglas, guéri par l'extirpation totale.

Une femme de 38 ans, mère de 7 enfants, toujours bien réglée, entre le 19 juillet 1889, à la clinique du professeur Kaltenbach.

Début. — Depuis 7 semaines, elle éprouve des douleurs vives, qui durent une à deux heures, apparaissent trois, quatre fois par jour et occupent tout le côté gauche du ventre; elle se plaint aussi de frissons répétés, de constipation opiniâtre. Depuis quinze jours, elle a dû s'aliter. A une amélioration passagère a succédé une aggravation persistante.

État actuel. — Femme bien constituée. La moitié inférieure de l'abdomen est occupée par une tumeur de volume moyen, rénitente et élastique; la partie culminante de la tumeur est située à gauche de la ligne blanche.

Le col utérin est petit. La matrice, en totalité, est repoussée en haut, en avant et un peu à gauche; elle paraît avoir sa forme et sa consistance normales. Cette élévation et ce refoulement de l'organe contre la paroi antérieure de l'excavation pelvienne semblent déterminés par une tumeur développée derrière l'utérus; cette tumeur, un peu moins grosse qu'une tête d'adulte, tendue et manifestement fluctuante, abaisse profondément le cul-de-sac postérieur et semble appliquée contre la face postérieure du col. Le toucher rectal permet de sentir dans le Douglas une tumeur fluctuante tout à fait immobile. Du côté gauche, on sent de forts tractus, se dirigeant vers la région sacro-coccygienne. Les ligaments utéro-sacrés sont tendus et épaissis.

On ne sent pas les ovaires.

S'appuyant sur la brusquerie du début et sur la diminution des écoulements menstruels, Kaltenbach diagnostique un kyste ovarique avec torsion du pédicule, en faisant, par suite du siège, quelques réserves en faveur d'un kyste para-ovarien.

Laparotomie. — 25 juillet. En avant, pas d'adhérences entre le néoplasme et le péritoine pariétal. Il n'est pas possible de faire basculer la tumeur, qui est solidement fixée dans le petit bassin. Tandis que le sommet de la tumeur paraît privé de péritoine, on constate sur tout le reste de son étendue l'existence d'un revêtement séreux bien net. Énucléation pénible de la tumeur. Pour en diminuer le volume, on pratique une ponction, qui donne issue à un liquide clair comme de l'eau. En faisant repousser le kyste par le vagin et le rectum, on réussit, après bien des efforts, à détruire les adhérences qui l'unissent à la face postérieure du corps utérin et à la paroi antérieure du rectum.

Après avoir énucléé le kyste, on reconnaît, de la façon la plus évidente, que la tumeur, située dans le tissu cellulaire du petit bassin, a refoulé le feuillet postérieur du ligament large gauche, le péritoine du cul-de-sac de Douglas, celui de l'utérus et du rectum. Ces revêtements séreux forment l'enveloppe externe de la tumeur. Après ablation de cette dernière, on voit, en effet, que le péritoine manque sur le rectum et sur presque toute la face postérieure de l'utérus ; une partie du feuillet postérieur du ligament large a disparu. Il n'y a plus d'espace de Douglas. Celui-ci est remplacé par une grande et anfractueuse cavité.

Les annexes droites sont enlevées. A gauche, on extirpe la trompe ; l'ovaire est laissé en place. On fixe par quelques points à la soie les lambeaux régularisés du péritoine contre la face postérieure saignante de l'utérus. Le cul-de-sac vaginal postérieur est ouvert, pour permettre un drainage de la cavité avec des mèches iodoformées. Suture de la plaie abdominale, avec points séparés sur le péritoine.

Suites. — Aucun accident. Les mèches sont retirées au bout de 48 heures. Réunion par première intention. Le 17 août, la malade quitte la clinique ; à gauche et derrière l'utérus, on sent de forts tractus cicatriciels.

Examen de la pièce. — Kyste plus gros qu'une tête d'enfant. Sa paroi comprend deux couches, dont l'externe, fibreuse, est facile à séparer de l'interne, qui est transparente et représente la membrane hydatique. Dans ce grand kyste, on trouve des vésicules filles, dont quelques-unes ont expulsé leur contenu. Au microscope, la membrane présente son aspect strié et stratifié caractéristique ; on y rencontre également une tête avec une couronne de crochets.

Observation III (résumée). — (Villard. *Annales de Gynécologie*, 1878, p. 102.)

Kyste hydatique volumineux du cul-de-sac de Douglas. Ouverture spontanée dans le vagin. Mort.

Marie B..., âgée de 32 ans, est mère de 4 enfants ; tous ses accouchements se sont faits à terme, sans difficulté, le dernier il y a 3 ans. Bien réglée.

Début. — Il y a sept semaines, à l'époque de la période menstruelle, les règles ne sont pas venues et ce n'est que quinze jours après qu'elles ont paru, mais beaucoup moins abondantes que d'habitude. Leur apparition a été accompagnée de céphalalgie, de douleurs lombaires et hypogastriques très vives, de vomissements bilieux. Tous ces phénomènes ont persisté, malgré les narcotiques et l'application de vésicatoires ; ils sont tellement accusés que la malade a dû garder le lit.

Le 3 janvier, M. Villard est appelé ; il trouve la femme dans le décubitus dorsal ; sa face exprime la souffrance, ses traits sont altérés, elle présente un ictère généralisé. Le pouls bat 120 fois par minute. Vomissements bilieux fréquents. Langue nette, un peu rouge. Céphalalgie vive ; douleurs lombaires, pesanteur dans le bas-ventre, mais sans élancements douloureux. Faiblesse extrême. Depuis un mois, pertes continuelles, peu abondantes, d'un sang noirâtre. La malade urine difficilement et en petite quantité à la fois ; constipation.

Examen physique. — Tuméfaction profonde occupant le petit bassin, dépassant la ligne médiane à gauche, mais s'étendant surtout à droite, où elle remonte jusque dans le voisinage du foie, près duquel elle se termine en pointe. On circonscrit assez bien deux tumeurs, une en avant, médiane, dure, non douloureuse, paraissant être l'utérus projeté en avant ; la seconde, plus profonde, douloureuse à la pression et occupant surtout l'hypochondre droit.

Par le toucher vaginal, « on constate que le col de l'utérus est appliqué immédiatement derrière le pubis ; il est entr'ouvert et admet facilement la première phalange du doigt ; ses lèvres sont complètement effacées. En arrière du col, on sent une tumeur arrondie, modérément douloureuse, ni dure ni molle, plutôt élastique et qui occupe tout le cul-de-sac postérieur, où elle fait une saillie tellement considérable que le col semble enfoncé dans sa circonférence supérieure. On ne sent pas dans cette tumeur de battements appréciables ; elle est modérément chaude. Le toucher rectal est difficile et douloureux ; en le combinant avec le toucher vaginal, on sent l'existence d'une tumeur placée entre le rectum et l'utérus, refoulant le premier contre le sacrum, le second contre l'arcade pubienne ».

M. Villard pense à la possibilité d'une hématocèle rétro-utérine et agit en conséquence (glace, opiacés, lavements).

Le 13 janvier, dans la nuit, la femme, devenue de plus en plus faible, expulse une masse, remplissant deux vases, chacun de la contenance de deux litres ; c'est du sang, au milieu duquel nagent une innombrable quantité de vésicules d'hydatides, du volume d'un petit pois à celui d'une aveline. Par le toucher, on trouve que « la tumeur dans le cul-de-sac postérieur est affaissée et le doigt introduit plus profondément constate l'existence d'une large déchirure anfractueuse, irrégulière, de ce cul-de-sac, déchirure qui fait communiquer le vagin avec la cavité du petit bassin ».

La malade succombe quelques heures après. L'autopsie ne put être pratiquée.

Observation IV. — (Schrœder. Extraite du mémoire de Freund. Elle a été communiquée à Freund par Schrœder. Nous traduisons textuellement.)

Kyste hydatique du cul-de-sac de Douglas. Laparotomie. Guérison.

Une femme de 22 ans, au troisième mois d'une première grossesse, porte derrière l'utérus une tumeur solidement adhérente au bassin, au-dessus de laquelle on sent les annexes gauches fortement tendues. On ne sent pas l'ovaire et la trompe du côté droit. La tumeur simule un kyste ovarique enclavé. On pratique la laparotomie. On trouve les deux ovaires comprimés entre la matrice et le kyste hydatique. On réussit péniblement à extirper la totalité de la tumeur. Guérison.

Observation V. — (Schrœder. Mêmes remarques que ci-dessus.)

Kystes hydatiques péri-utérins. Laparotomie. Incision vaginale. Guérison.

Une primipare de 27 ans souffre depuis un an de douleurs du ventre. L'abdomen a augmenté de volume. On trouve en avant et à droite de même qu'en arrière et à gauche de l'utérus plusieurs tumeurs fluctuantes ; les postérieures, remplissant le cul-de-sac de Douglas, sont solidement enclavées. Laparotomie, le 20 octobre 1879 ; on réussit à enlever quatre vésicules hydatiques avec la majeure partie de leur enveloppe conjonctive. Le 3 octobre 1883, la malade revient ; le cul-de-sac postérieur est rempli par une grosse tumeur hydatique. On l'extirpe par une incision vaginale. Drainage de la cavité. Guérison.

OBSERVATION VI (résumée). — (FREUND. *Gynäkol. Klinik*, 1885, p. 310.)

Poches hydatiques multiples rétro-utérines. Ponction et incision. Mort.

Une femme de 28 ans, nullipare, vient consulter en octobre 1876. Elle se plaint de dysménorrhée et de constipation opiniâtre. On constate l'existence d'une tumeur kystique, élastique, du volume des deux poings, diagnostiquée kyste ovarique intraligamentaire du côté droit. La ponction, pratiquée par le vagin, donne issue à un liquide clair comme de l'eau, dans lequel on découvre, au microscope, de nombreux crochets. Huit jours plus tard, en dépit d'une incision faite dans le cul-de-sac vaginal postérieur, la malade meurt de septicémie. A l'autopsie, on découvre plusieurs poches hydatiques dans le cul-de-sac de Douglas. Ces poches adhèrent à l'utérus et au rectum; elles soulèvent le péritoine. Antéflexion utérine. Déviation de l'uretère droit. Compression du vagin.

OBSERVATION VII (résumée). — (FREUND et CHADWICK. *Loc. cit.*, p. 306.)

Kyste hydatique suppuré du cul-de-sac de Douglas. Ouverture dans le rectum, la vessie, l'utérus et le vagin. Mort.

Une femme de 57 ans, sans enfants, se plaint d'éprouver, depuis six ans, des douleurs pendant la miction et la défécation. Ces deux fonctions ne s'accomplissent plus régulièrement depuis quelques semaines. Les règles sont supprimées depuis quelques mois et le ventre a pris graduellement un développement assez considérable.

Derrière l'utérus, on sent une grosse tumeur, qui semble fusionnée avec la partie postérieure du col. La matrice, mesurée à l'hystéromètre, a une longueur de 14 centim. L'urèthre est notablement allongé. On porte le diagnostic de tumeur fibro-kystique de la paroi postérieure de l'utérus.

Afin de diminuer les troubles urinaires et de préciser le diagnostic, Freund ponctionne, puis incise la tumeur. On évacue ainsi de nombreuses vésicules hydatiques. L'utérus, irrégulièrement augmenté de volume, est en légère antéversion ; sa paroi postérieure est bien plus épaisse que l'antérieure.

Huit mois plus tard (avril 1871), la malade revient, se plaignant d'ischurie et de ténesme vésico-rectal. Elle apporte plusieurs vésicules, qu'elle a rendues avec l'urine. Elle prétend que des vésicules semblables, ainsi que des membranes et du pus, se sont échappées par le vagin. Nous trouvons une induration considérable du paramétrium droit. A partir du mois de juin, plus d'élimination d'hydatides par la vessie.

En octobre 1871, la malade nous apporte à nouveau des vésicules, qu'elle a expulsées par le rectum. Elle raconte qu'elle a eu à plusieurs reprises des écoulements abondants de sang par le vagin. L'induration péri-utérine enserre toute la moitié droite du col et adhère intimement au rectum. Néanmoins, il est impossible de découvrir une perforation sur le rectum.

La femme meurt au mois de décembre 1874. A l'autopsie, vaste foyer ouvert dans le rectum, dans l'utérus et dans le vagin. Les organes du petit bassin sont intimement réunis par d'anciennes adhérences de pelvi-péritonite. Dilatation et inflammation chronique de l'uretère droit. Dans aucun autre organe de l'abdomen, on ne trouve d'hydatides.

Observation VIII (résumée). — (Martini. *Breslauer Aerztl. Zeitschrift*, 1879, p. 404.)

Kyste hydatique du cul-de-sac de Douglas. Laparotomie en pleine péritonite. Guérison.

Une femme de 22 ans souffre depuis dix mois de dysménorrhée, de dysurie, d'ischurie et de vives douleurs dans la région inguinale gauche. Le cul-de-sac de Douglas est profond, rempli par une grosse tumeur qui repousse l'utérus contre la symphyse pubienne. Cette tumeur semble fusionnée avec toute la moitié postérieure du corps et du col de la matrice. Schrœder porte le diagnostic : tumeur intra-ligamenteuse, intimement fusionnée avec l'utérus et le plancher pelvien.

En pleine péritonite, malgré une température de 40°5, Martini pratique la laparotomie. Adhérences multiples de l'intestin. Ponction. Suture de la poche kystique à la paroi abdominale. Incision ; élimination d'un contenu putride et de nombreuses hydatides ; impossibilité d'enlever la membrane kystique. Drainage par le vagin ; lavage à l'eau phéniquée forte et au chlorure de zinc à 8 p. 100. Guérison en quatre semaines.

Observation IX. — (Schatz. *Beit. Mecklenb. Aerzte.* Cité à l'index, d'après Sonntag. Th. Halle, 1889.)

Kyste hydatique du cul-de-sac de Douglas Incision. Guérison.

Jeune fille de 17 ans. Souffre de troubles urinaires (dysurie, polyurie) et de constipation sérieuse. A l'examen, on trouve le vagin en partie rempli par une tumeur, qui siège exactement entre le vagin et le rectum, s'étendant de la partie moyenne du vagin jusqu'au col utérin. A l'aide de deux ponctions, on établit le diagnostic de kyste hydatique. Incision et drainage. Guérison.

Les deux faits suivants que nous relatons sont très

incomplets ; nous les donnons à titre de documents, tels que nous les connaissons, d'après des analyses bien écourtées. Nous regrettons d'autant plus de n'avoir pu nous procurer les mémoires originaux que ces deux observations paraissent avoir beaucoup d'analogie avec celle de M. Schwartz :

OBSERVATION X. — (WIELAND. Dissert. inaug. Breslau, 1886.)

Age ? Douleurs hypogastriques. Dans l'excavation recto-vaginale siège une tumeur dure, grosse comme une bille de billard. On ne fait pas de diagnostic. Tous les autres organes sont normaux. Incision par le vagin ; extraction de la poche hydatique. Guérison.

OBSERVATION XI. — (BITTER. Dissert. inaug., Greifswald, 1886.)

Age ? Bien réglée. Depuis 4 ans, constipation opiniâtre ; polyurie, phénomènes douloureux. Tumeur dans le cul-de-sac de Douglas, diagnostiquée kyste de l'ovaire. Laparotomie. Résultat inconnu.

OBSERVATION XII. — (CHARCOT. *Soc. Biolog.*, 1852.)

Deux kystes hydatiques dans le cul-de-sac de Douglas.

Le fait suivant que nous rapportons n'est pas une observation clinique, mais constitue actuellement encore le document anatomo-pathologique le plus complet que nous possédions. A ce titre, il mérite d'être reproduit avec quelques détails :

Charcot, en disséquant une femme à l'amphithéâtre de Clamart, a rencontré deux kystes hydatiques dans le tissu cellulaire sous-péritonéal du petit bassin, entre la face antérieure du rectum et la face postérieure des organes génitaux.

Ces deux kystes, régulièrement sphériques, de volume presque égal, de 6 centim. de diamètre chacun, adhèrent entre eux par une petite partie de leur circonférence. L'un est faiblement uni en arrière au rectum ; il est à 6-7 centim. au-dessus de l'anus, plus à droite qu'à gauche de l'axe de l'intestin. Son adhérence avec le deuxième kyste est intime, et on ne peut la détruire sans entamer la paroi fibreuse elle-même. Le second est situé un peu plus bas que son congénère et en avant de lui ; il adhère par sa face antérieure au col utérin dans l'étendue de 2 centim. et à la partie la plus reculée de la face postérieure du vagin dans l'étendue de 3 à 4 centim. ; l'adhérence avec les organes génitaux est très intime et faite au moyen d'un tissu fibreux très dense.

Le kyste postérieur est ouvert dans le rectum par une ulcération arrondie, située à 10-12 centim. au-dessus de l'orifice anal ; cette perforation, pratiquée par conséquent dans la partie la plus élevée de la poche hydatique, est arrondie, comme taillée à l'emporte-pièce, d'un diamètre d'un centimètre et demi. Les deux kystes ne communiquent nullement entre eux ; l'antérieur lui-même n'offre aucune communication soit avec le vagin, soit avec l'utérus.

Avant la dissection du tissu cellulaire lamelleux qui enveloppait de toutes parts les tumeurs et les réduisait en une seule, elles formaient une masse allongée, oblique d'arrière en avant et de haut en bas et située sous le péritoine qu'elle avait soulevé et dont elle s'était coiffée. Le péritoine, en effet, descendant de la face antérieure du rectum, enveloppait les kystes supérieurement et de chaque côté, puis remontait pour recouvrir la face postérieure du corps de l'utérus. Le cul-de-sac recto-vaginal était donc complètement effacé et rempli par les tumeurs ; ces dernières, d'ailleurs, ne descendaient pas jusqu'au périnée et la plus inférieure en était distante d'au moins 4 centim., même dans son point le plus déclive. C'est donc par en haut et dans le sens antéro-postérieur que leur développement s'est effectué surtout ; en haut le péritoine est repoussé ; en arrière le rectum est comprimé, aplati et ses fibres musculaires se développent pour vaincre l'obstacle apporté au cours des matières ; en avant, l'utérus est appliqué contre le pubis, son col aplati est considérablement allongé. L'organe de la gestation subit en outre un déplacement de totalité qui le porte en haut et en avant ; le vagin au contraire est repoussé par en bas, et une tumeur vient faire saillie dans sa cavité, à la partie la plus reculée de la face postérieure, immédiatement en arrière du col utérin.

La dissection des kystes a démontré que l'un d'eux, le plus voisin du rectum, recevait des vaisseaux artériels assez volumineux (ils étaient injectés à la cire), provenant de plusieurs branches des hémorrhoïdales moyennes, qui se détournaient un instant de leur trajet habituel pour les fournir ; que l'autre en recevait aussi, dans sa moitié antérieure surtout, provenant les unes des artères vaginales du côté gauche, les autres du tronc même de l'artère utérine du côté droit. Les petites ramifications de ces artères pénétraient, de toute évidence, dans le tissu même de la poche fibreuse.

Rien de ce qui va suivre qui ne soit pas commun aux kystes hydatiques en général : la membrane propre est épaisse, constituée par un tissu fibreux résistant, coriace ; sa surface interne est inégale et tapissée çà et là par une matière blanchâtre, friable, assez adhérente cependant à la poche, dans l'intérieur de laquelle elle s'avance en quelques points, assez loin pour former des cloisons incomplètes.

En comprimant la tumeur la plus voisine du rectum, il s'échappa, par l'orifice anal de ce conduit, un liquide séreux, trouble, blanchâtre, puis trois à quatre hydatides entières du volume d'une noix. Ayant incisé la poche fibreuse, Charcot rencontra dans son intérieur trois à quatre hydatides entières et, en outre, une très grande membrane blanche, généralement opaque, repliée sur elle-même couverte de végétations irrégulières sur ses deux faces.

Le kyste le plus voisin du vagin fut trouvé plein d'une sérosité trouble où nageaient une quinzaine d'hydatides du volume d'une noix à celui d'un pois ; aucune membrane qui rappelât celle du premier kyste. Les hydatides avaient leurs caractères habituels. Le liquide des vésicules contenait des échinocoques dont les suçoirs et les crochets étaient fort visibles ; on rencontrait aussi çà et là dans le liquide des crochets isolés.

CONCLUSIONS

Notre intention n'est pas de dégager de l'étude précédente des conclusions fermes. Les documents cliniques et anatomiques ne sont pas assez nombreux pour leur donner quelque valeur. Voici seulement quelques propositions que nous croyons pouvoir émettre :

I. — Les kystes hydatiques du cul-de-sac de Douglas sont moins rares qu'on ne le pense généralement. Chez la femme, c'est, en tout état de cause, dans la région de ce cul-de-sac que se localisent primitivement la plupart des tumeurs parasitaires du petit bassin.

II. — Des faits actuellement connus et bien analysés, il résulte que les échinocoques occupent presque toujours (pour ne pas dire toujours), à leur début, le tissu cellulaire placé au-dessous du cul-de-sac de Douglas, entre le rectum d'une part, le col utérin et le cul-de-sac vaginal postérieur d'autre part.

III. — En s'accroissant, ces tumeurs envahissent rarement le périnée et remplissent rarement le vagin.

Elles tendent à se développer vers deux directions différentes.

a) A dédoubler les ligaments larges, à gagner les parties latérales de l'excavation pelvienne.

b) A s'insinuer entre le rectum et l'utérus, en refoulant le péritoine et en effaçant le cul-de-sac de Douglas.

IV. — Les hydatides arrivent au tissu cellulaire de ce cul-de-sac par la voie sanguine et peut-être aussi en traversant directement les tuniques du rectum.

V. — Aucun symptôme spécial ne caractérise ces tumeurs. Aussi leur diagnostic ne peut-il se faire que par exclusion et surtout à l'aide de la ponction exploratrice.

VI. — Leur évolution ne diffère pas de celle des kystes hydatiques en général (guérison spontanée, suppuration, ouverture dans les cavités voisines, etc.). Mais, par suite de leur siège, ces kystes provoquent des phénomènes de compression et constituent une cause de dystocie.

VII. — Aussi doivent-ils être traités de bonne heure. Lorsqu'ils sont suppurés, ils sont justiciables de la thérapeutique habituelle des suppurations pelviennes. Lorsqu'ils ne sont pas suppurés, le procédé opératoire qui leur est applicable est subordonné à leur volume. Un kyste petit, bien limité au cul-de-sac de Douglas, pourra être traité avantageusement par la ponction simple ou suivie d'injections modificatrices. Un kyste plus volumineux, dépassant le niveau du détroit supérieur, réclame la laparotomie. Dans ce cas, la méthode de choix, c'est l'extirpation du kyste ; mais celle-ci restera souvent incomplète ; elle sera toujours difficile et laborieuse, par suite des rapports qu'affecte la tumeur avec le rectum, l'utérus et le péritoine pelvien.

INDEX BIBLIOGRAPHIQUE

On ne trouvera indiqués ici que les ouvrages et mémoires contenant des renseignements sur les kystes hydatiques du cul-de-sac de Douglas. Nous ne reproduisons pas les indications mentionnées dans le courant de notre travail. Pour la bibliographie générale des tumeurs parasitaires du bassin, nous renvoyons à la thèse de Lavigne Sainte-Suzanne.

Chadwick. — Four cases of echinococci in the female pelvis. *Journ. of obstetrics*, février 1875.

Charcot. — Mémoire sur les kystes hydatiques du petit bassin. *Compte rendu Soc. de biologie*, 1852, tome IV, p. 101.

Davaine. — *Traité des entozoaires et des maladies vermineuses*, 2e édit., Paris, 1877, p. 532-547.

Freund. — Ueber Echinococcen im weiblichen Becken. Vortrag an der Badener Naturforschersammlung. *Centralbl. f. Gynäkol.*, 1879, n° 21.

Freund. — Das Bindegewebe im weiblichen Becken und seine pathologischen Veränderungen, mit besonderer Berücksichtigung der Parametritis chronica atrophicans und der Echinococcus-Krankheit. *Gynäkologische Klinik*. Strasbourg, 1885, p. 203.

Hegar et **Kaltenbach**. — *Gynécologie opératoire*. Traduction française, p. 466.

Meier Sonntag. — *Echinococcus im weiblichen Becken*. Dissert. inaug. Halle, 1889.

Neyret. — *Des kystes hydatiques du tissu cellulaire du petit bassin*. Thèse de Paris, 1863.

Porak. — Des kystes du petit bassin au point de vue de la dystocie. *Gaz. hebdomad.*, 1884, p. 137, 157, 174, 206.

Schatz. — Beiträge Mecklenburgischer Aerzte zur Lehre von der Echinococcenkrankheit. *Arch. f. Gynäkol.*, IX, p. 115.

Schrœder. — *Maladies des organes génitaux de la femme*. 2e édit. française, p. 500.

Villard. — Considérations cliniques sur les kystes hydatiques du petit bassin chez la femme. *Annales de gynécologie*, 1878, p. 101.

Wiener. — Ueber Echinococcengeschwülste des Beckens. *Arch. f. Gynäkol.*, 1877, II, p. 572.

TABLE DES MATIÈRES

Pages

INTRODUCTION.. 7

CHAPITRE I. — Notions anatomiques. Définition........ 11

CHAPITRE II. — Historique............................ 16

CHAPITRE III. — Étiologie............................ 20

CHAPITRE IV. — Anatomie pathologique et pathogénie... 24

CHAPITRE V. — Symptômes. Évolution.................. 40

CHAPITRE VI. — Complications. Pronostic.............. 49

CHAPITRE VII. — Diagnostic........................... 51

CHAPITRE VIII. — Traitement.......................... 55

OBSERVATIONS.. 61

CONCLUSIONS... 77

INDEX BIBLIOGRAPHIQUE................................ 79

IMPRIMERIE LEMALE ET Cie, HAVRE

www.ingramcontent.com/pod-product-compliance
Ingram Content Group UK Ltd.
Pitfield, Milton Keynes, MK11 3LW, UK
UKHW020332250726
13967UKWH00005B/2001